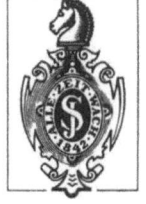

Extra- und intrakranielle Farbduplex-sonographie

M. Kaps

Unter Mitarbeit von G. Seidel

Mit 100 Abbildungen

Springer-Verlag
Berlin Heidelberg New York
London Paris Tokyo
Hong Kong Barcelona
Budapest

Priv.-Doz. Dr. M. Kaps
Neurologische Universitätsklinik
Am Steg 14, 35392 Gießen, FRG

ISBN-13: 978-3-642-85054-7   e-ISBN-13: 978-3-642-85053-0
DOI: 10.1007/978-3-642-85053-0

Dieses Werk ist urheberrechtlich geschützt. Die dadurch begründeten Rechte, insbesondere die der Übersetzung, des Nachdrucks, des Vortrags, der Entnahme von Abbildungen und Tabellen, der Funksendung, der Mikroverfilmung oder der Vervielfältigung auf anderen Wegen und der Speicherung in Datenverarbeitungsanlagen, bleiben, auch bei nur auszugsweiser Verwertung, vorbehalten. Eine Vervielfältigung dieses Werkes oder von Teilen dieses Werkes ist auch im Einzelfall nur in den Grenzen der gesetzlichen Bestimmungen des Urheberrechtsgesetzes der Bundesrepublik Deutschland vom 9. September 1965 in der jeweils geltenden Fassung zulässig. Sie ist grundsätzlich vergütungspflichtig. Zuwiderhandlungen unterliegen den Strafbestimmungen des Urheberrechtsgesetzes.
© Springer-Verlag Berlin Heidelberg 1994
Softcover reprint of the hardcover 1st edition 1994
Satz: Mitterweger GmbH, Plankstadt

21/3130-5 4 3 2 1 0 – Gedruckt auf säurefreiem Papier

Geleitwort

Die Bedeutung der Ultraschallmethoden für die Diagnostik und Therapie zerebraler Gefäßkrankheiten hat seit den Anfängen vor 30 Jahren schnell zugenommen. Bildgebung mittels Duplexsonographie ist durch die stürmische Entwicklung der Computertechnologie möglich geworden. Der Begriff Neuroimaging bezieht Ultraschalldiagnostik schon längst mit ein. Neurosonologie hat sich als Zweig der Neurologie herauskristallisiert und ist immer komplexer geworden. Bald wird die Zukunft voraussichtlich automatischen Bildanalysen gehören und Rekonstruktionsverfahren in dreidimensionaler Technik.

Der Verfasser des Buches hat seine Ausbildung zum Neurologen 1981 an der Neurologischen Universitätsklinik Gießen begonnen. Mittlerweile hat er die wissenschaftliche Laufbahn eingeschlagen und ist seit Jahren ein erfahrener Oberarzt der Klinik.

Das Ultraschallabor der Klinik ist auf dem modernsten Stand der Technik. Es gewährleistet die gesamte Ultraschalldiagnostik, die es heute gibt. An seinem Ausbau ist der Verfasser maßgeblich beteiligt gewesen. Er hat wichtige Beiträge auf dem Gebiet der Neurosonologie geleistet. Zu den neuen Ultraschallentwicklungen, die er zur Zeit in der Klinik forciert, zählen die transkranielle Farbduplexsonographie und die sonographische Darstellung des Hirnparenchyms bei Schlaganfallpatienten.

Im April 1993 ist auf seine Initiative hin die erste größere wissenschaftliche Tagung über Farbduplexsonographie in der Bundesrepublik veranstaltet worden, die großen Anklang gefunden hat. Herr Kaps hat sich in den letzten paar Jahren auf diesem Gebiet einen guten Namen verschafft und ist zu einem ausgewiesenen Experten geworden.

Dem Buch liegen 4jährige Erfahrungen mit der farbkodierten Duplexsonographie zugrunde. Es freut mich, daß die Darstellung sowohl der Grundlagen und Untersuchungstechnik als auch der einschließlich mit der transkraniellen Farbduplexsonographie erhobenen Befunde sowie der therapeutischen Schlußfolgerungen so gut gelungen ist. Ich wünsche dem Buch einen großen Leserkreis. Es möge zu eigener Initiative auf diesem Feld ermuntern und vor allem vielen Patienten zugute kommen.

Prof. Dr. Wolfgang Dorndorf
Geschäftsführender Direktor
des Medizinischen Zentrums
für Neurologie und Neurochirurgie
Leiter der Neurologischen Klinik,
Justus-Liebig-Universität Gießen

Vorwort

In der Tat scheint nichts begreiflicher, als daß der Weg und die Zwischenzeit zweier aufeinanderfolgender Wellenschläge für einen Beobachter sich verkürzen muß, wenn der Beobachter der ankommenden Welle entgegeneilt, und verlängert, wenn er ihr enteilt. Christian Doppler (1842)

Die Ultraschalldiagnostik der hirnzuführenden Arterien hat in den vergangenen Jahren einen rasanten Aufschwung genommen. Dies gilt sowohl für die Verbreitung der Methode in der klinischen Praxis als auch für die apparative Technik. Noch vor wenigen Jahren galt die Ultraschalluntersuchung als „Vorfelddiagnostik". Mit der Revolution der Computertechnologie gelang der entscheidende apparative Durchbruch. Mittlerweile verzichtet man beim weitaus größten Teil der Schlaganfallpatienten auf invasive Diagnostik und stützt die Beurteilung des Gefäßstatus ausschließlich auf sonographische Befunde. Vor dem Hintergrund effizienter medikamentöser und chirurgischer Therapieverfahren wird sich diese Entwicklung gerade auch unter präventiven und epidemiologischen Gesichtspunkten weiter fortsetzen. Entsprechend steigen die Anforderungen an die Qualifikation des Untersuchers, der das jeweilige Ultraschallverfahren technisch beherrschen und die Ergebnisse interpretieren können muß.

Zu den wichtigsten technischen Neuerungen der letzten Zeit auf dem Gebiet des Ultraschalls gehört ohne Zweifel die farbkodierte Duplexsonographie (Eyers et al. 1981; Namekawa 1982; Kasai et al. 1985). Wie die Erfahrungen zeigen, erfreuen sich farbduplexsonographische Befunde einer hohen Akzeptanz; selbst Skeptiker erkennen bei differenzierter Betrachtung den klinischen Nutzen an. Wie nicht anders zu erwarten, erwächst damit gleichzeitig das Interesse an einer systematischen Darstellung des neuen Verfahrens. Wer eine Literaturrecherche durchführt, stellt fest, daß man einschlägige Publikationen unter Begriffen wie Angiodynographie, Farbdopplersonographie, „color coded Doppler", „Doppler angiography", „Doppler color flow imaging", „Doppler color imaging" oder „Doppler color flow mapping" findet. Wir verwenden den Begriff Farbduplexsonographie und sind uns dabei im klaren, daß man über die Vor- oder Nachteile dieser oder jener Terminologie lange diskutieren kann. Dasselbe gilt für den Begriff „transkranielle Farbduplexsonographie".

Das vorliegende Buch verfolgt das Ziel, wesentliche Grundlagen, Möglichkeiten und Grenzen der Farbduplexsonographie aus klinischer Sicht zu beschreiben und Hilfestellung bei der Befundbeurteilung zu geben. Neben den Ergebnissen der extrakraniellen Hirnarterienuntersuchungen haben wir unsere Erfahrungen mit der transkraniellen Farbduplexsonographie, die als neueste Entwicklung der neurologischen Gefäßdiagnostik noch in den Kinderschuhen steckt, zusammengefaßt. Es handelt sich deswegen hierbei zunächst um einen ersten Überblick, der anderen Arbeitsgruppen als Stimulus dienen soll. Ein Kapitel ist den therapeutischen Konsequenzen, die sich aus Ultraschalluntersuchungen ergeben können, gewidmet. Die Darstellung ist für den eiligen Leser bewußt kurz gefaßt und ersetzt nicht die weiterführende Lektüre von Standardwerken der Dopplerdiagnostik. Schließlich ist darauf hinzuweisen, daß Grundkenntnisse der konventionellen Dopplersonographie Voraussetzung für das Verständnis und das Erlernen der Farbduplexsonographie sind.

Eine wesentliche Voraussetzung für das Zustandekommen dieses Buches war die Unterstützung der Mitarbeiter der Neurologischen Klinik der Justus-Liebig-Universität Gießen. Mein besonderer Dank gilt unserer technischen Assistentin im Ultraschall-Labor, Frau U. Reitz, sowie Frau A. Valenta und Herrn F. Kunz, die bei der Herstellung des aufwendigen Bildmaterials geholfen haben. Die umfangreichen und mühseligen Sekretariatsarbeiten hat in der gewohnten Zuverlässigkeit Frau P. Hardt geleistet. Für die Überlassung der Angiogramme danke ich Herrn Prof. Dr. H. Traupe (Leiter der Abt. Neuroradiologie der JLU Gießen). Herr Dr. B. Junge und Herr J. Reynen haben mir in apparativer und technischer Hinsicht mit Rat und Tat zur Seite gestanden und waren bei der Zusammenstellung des Glossars behilflich. Ihnen sowie den Mitarbeitern des Springer-Verlages Frau Dr. Heilmann, Frau G. Zech-Willenbacher und Frau B. Löffler gebührt für die gute Zusammenarbeit mein herzlicher Dank. Schließlich bin ich den Patienten verbunden, die durch ihre Geduld und ihr Verständnis für die Belange der Wissenschaft zum Gelingen beigetragen haben.

Oft wurde das Buchmanuskript zu Zeiten abgefaßt, die üblicherweise dem Familienleben vorbehalten sind - hier habe ich meiner Frau und meiner Tochter für ihre Nachsicht zu danken.

Juni 1994　　　　　　　　　　　　　　　　M. Kaps

Inhaltsverzeichnis

1	Anatomische Grundlagen	1
1.1	Extrakranielle Abschnitte der hirnversorgenden Arterien	1
1.2	Intrakranielle Abschnitte der hirnversorgenden Arterien	3
2	Hämodynamische Grundlagen	7
3	Methodik	9
3.1	Dopplerprinzip und Dopplersonographie	9
3.1.1	CW-Dopplersonographie	10
3.1.2	PW-Dopplersonographie	12
3.1.3	Doppler-Frequenz-Zeit-Spektrum	16
3.2	B-Bild und Duplexsonographie	18
3.3	Farbduplexsonographie	20
3.4	Sonden	29
4	Karotiskreislauf	31
4.1	Untersuchungstechnik und Normalbefunde	31
4.2	Pathologische Befunde im vorderen Hirnkreislauf	35
4.2.1	Klassifikation von Stenosen	35
4.2.2	Plaquemorphologie	38
4.2.3	Stenosen und Verschlüsse des extrakraniellen Karotiskreislaufs	42
5	Vertebraliskreislauf	49
5.1	Untersuchungstechnik und Normalbefunde	49
5.2	Stenosen und Verschlüsse des hinteren Hirnkreislaufs	53
6	Transkranielle Farbduplexsonographie	61
6.1	Transtemporaler Zugang: basale Hirnarterien	61
6.1.1	Untersuchungstechnik	61
6.1.2	Pathologische Gefäßbefunde	66
6.1.3	Pathologische Parenchymbefunde	73
6.2	Transnuchaler Zugang: Vertebrobasilärer Kreislauf	83
6.2.1	Untersuchungstechnik und pathologische Befunde	83

7	Farbe – Fortschritt und Fallstrick	87
7.1	Zuverlässigkeit der Farbduplexsonographie	87
7.2	Probleme und Grenzen der Farbduplexsonographie	97
7.3	Ergebnisse der transkraniellen Farbduplexsonographie	105
8	Gegenwärtiger Stand der Prävention und Therapie von Verschlußprozessen der hirnzuführenden Arterien	113
8.1	Karotisendarteriektomiie ohne Angiographie?	118

Literatur 121

Anhang A: Terminologie 131
Anhang B: Glossar 135

Sachverzeichnis 143

1 Anatomische Grundlagen

1.1 Extrakranielle Abschnitte der hirnversorgenden Arterien

In Höhe des Sternalansatzes der 2. Rippe rechts entspringt der Truncus brachiocephalicus aus der Aorta ascendens (Abb. 1.1). Der nahezu sagittal stehende Arcus aortae gibt dann *hintereinander* zuerst die linke A. carotis communis und dann die noch weiter dorsal liegende linke A. subclavia ab. Der am nächsten zur Oberfläche gelegene Truncus brachiocephalicus steigt mitunter steil an und kann durchaus bis über den Oberrand des Brustbeines hin ausragen. Er teilt sich auf in die rechte A. subclavia und die A. carotis communis. Als erster Ast der A. subclavia entspringt beiderseits die A. vertebralis, gefolgt von dem Truncus thyreocervicalis, der für den Hirnkreislauf lediglich im Rahmen kollateraler Prozesse von Bedeutung ist.

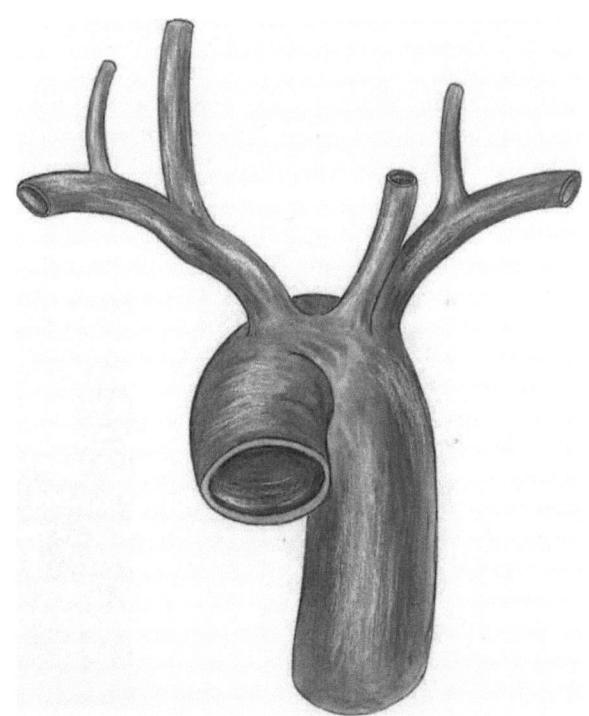

Abb. 1.1. Aortenbogen mit hirnversorgenden Arterien

Anatomische Grundlagen

Aufgrund dieser topographischen Situation wird verständlich, daß der Abgang der Vertebralarterie sonographisch rechts besser zugänglich ist als der weiter dorsal in der Tiefe gelegene kontralaterale Vertebralisursprung.

In Höhe der Schilddrüse teilt sich die A. carotis communis auf in die A. carotis interna und die A. carotis externa. Die Höhe der Bifurkation ist variabel (Tabelle 1.1). Für Ultraschalluntersuchungen ist bedeutsam, daß die A. carotis interna in der Regel dorsolateral von der A. carotis externa lokalisiert ist und ein kräftigeres Kaliber hat (Abb. 1.2). Eine eindeutige Identifikation der A. carotis externa ist auch aufgrund abzweigender Gefäße möglich: als erster Ast zweigt die A. thyreoidea superior ab. Die A. carotis interna läuft ohne Astabgabe nach kranial. An der Teilungsstelle der A. carotis communis kommt es regelmäßig zu einer deutlichen Aufweitung des Gefäßlumens, dem sog. Karotisbulbus. Durch diese Querschnittsänderung entsteht im Strömungsprofil des Blutes eine charakteristische Ablösungszone, die auch doppler- und farbduplexsonographisch darstellbar ist.

Die Vertebralarterien verlaufen durch die Foramina transversaria des 6.-1. Halswirbels (Abb. 1.3), wenden sich dann nach dorsal und medial, um in einer Schlinge um den Atlas herum („Atlasschlinge") durch das Foramen magnum in die Schädelhöhle einzutreten (Abb. 1.4). Unterhalb der Brücke vereinigen sich die Vertebralarterien zur A. basilaris. In etwa 4% der Fälle entspringt die A. vertebralis direkt aus dem Aortenbogen, gelegentlich erfolgt der Eintritt in den Canalis vertebralis auch in Höhe von HWK 5. Nach radiologischen Gesichtspunkten

Tabelle 1.1 Die Teilungsstelle der A. carotis communis liegt meistens in Höhe des 4. Halswirbelkörpers

Karotisbifurkation	
1%	HWK 2
16%	HWK 3
66%	HWK 4
16%	HWK 5
1%	HWK 6

Abb. 1.2. Schematischer Querschnitt in Höhe des Ringknorpels mit entsprechender Ultraschallschnittebene. Die A. carotis interna (*ACI*) verläuft normalerweise dorsolateral von der A. carotis externa (*ACE*) und ist kaliberkräftiger. Die A. vertebralis (*AV*) kommt interforaminal zur Darstellung.
VV Vena vertebralis

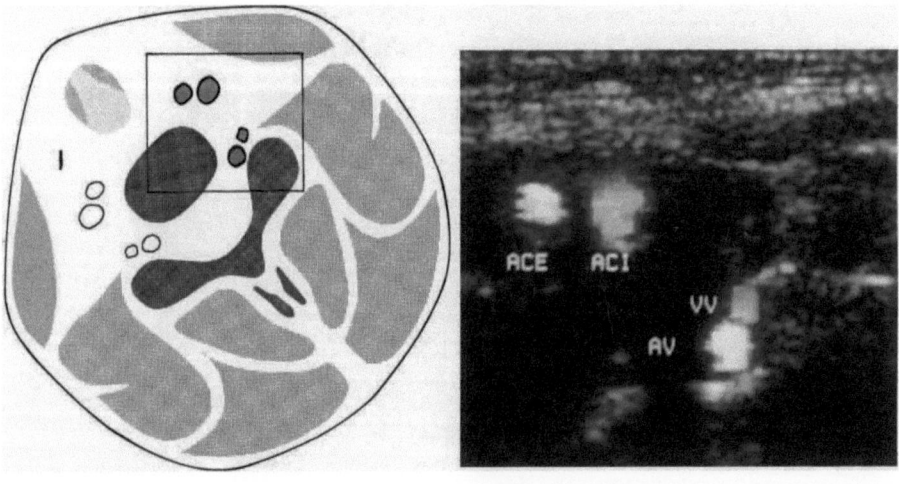

Abb. 1.3. Extrakranieller Abschnitt der A. vertebralis

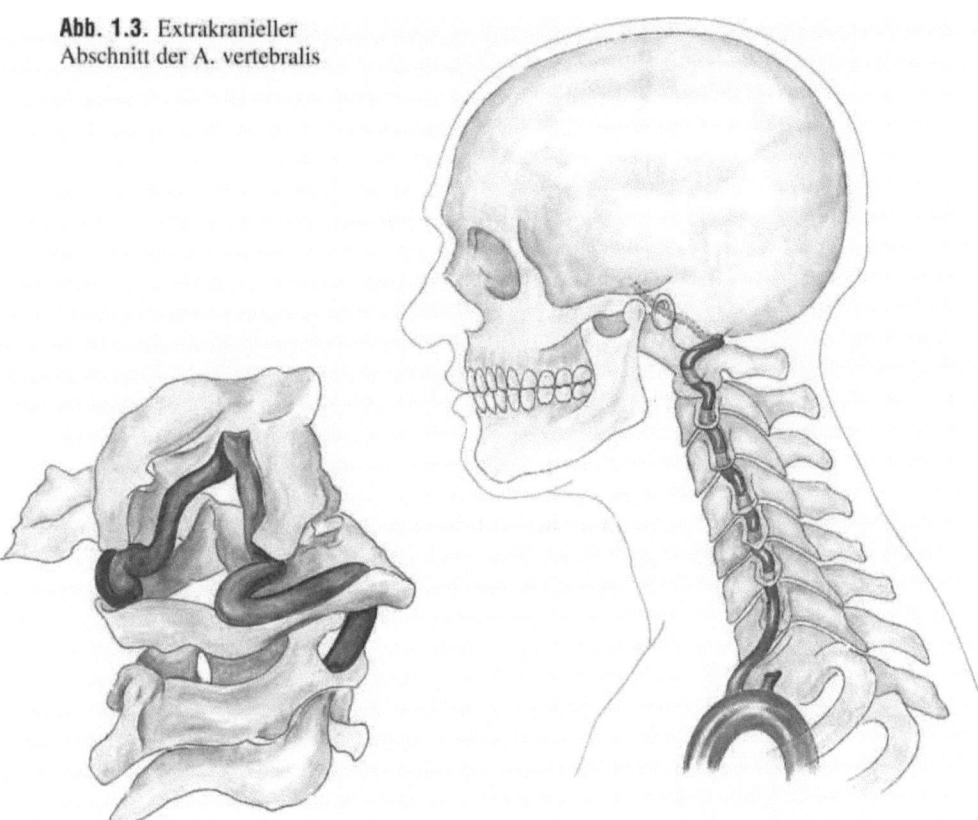

Abb. 1.4. Atlasschlinge aus dorsolateraler Perspektive

unterteilt man die Vertebralarterien in 4 Abschnitte: das V_1-Segment (Pars praevertebralis), den interforaminären Abschnitt (V_2), V_3 (Atlasschlinge) und das intrakranielle Segment (V_4). Im Gegensatz zum Karotisstrombahngebiet verfügt das Vertebralarteriensystem über ein Kollateralsystem aus aszendierenden Muskelästen des Truncus thyreo- und costocervicalis.

1.2 Intrakranielle Abschnitte der hirnversorgenden Arterien

Beide Karotiden und der vertebrobasiläre Kreislauf sind an der Hirnbasis durch die paarige A. communicans posterior und die unpaarige A. communicans anterior zum Circulus arteriosus cerebri (Willisii) zusammengeschlossen (Abb. 1.5). Die einzelnen Segmente dieses Kollateralkreislaufs können als Endzustand einer individuellen embryonalen Entwicklung unterschiedlich aus-

Anatomische Grundlagen

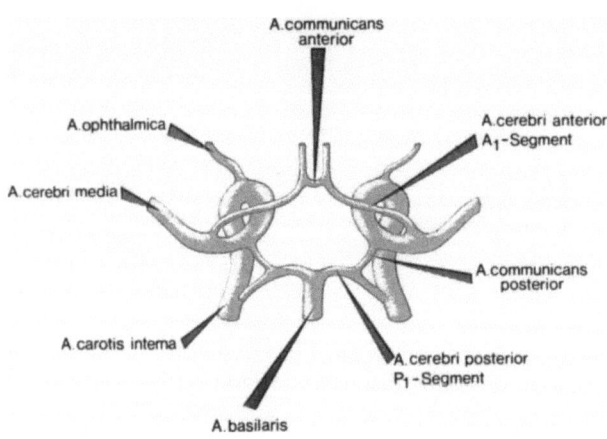

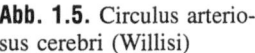
Abb. 1.5. Circulus arteriosus cerebri (Willisi)

gebildet sein. Variationen betreffen Länge und Kaliber der Arterien, auch Agenesien oder Hypoplasien können vorkommen. Als häufigste Anlagevariation des vorderen Abschnittes des Circulus arteriosus Willisii wird eine Hypoplasie des präkommunikalen (A_1-)Segmentes der **A. cerebri anterior** beobachtet (8,6%). Auch der Verlauf des präkommunikalen A_1-Abschnittes ist variantenreich. Ein horizontaler Verlauf, der für dopplersonographische Untersuchungen günstig ist, kommt nach angiographischen Untersuchungen bei ca. 35% der jüngeren Menschen vor. In höheren Altersgruppen werden dagegen zunehmend konvexe Verläufe und Schleifenbildungen beobachtet (Krayenbühl u. Yasargil 1979).

Die **A. cerebri media** ist das kaliberstärkste Gefäß, das aus dem Circulus arteriosus Willisii hervorgeht und ca. 80% des Hemisphärenblutes fördert. Sie verläuft nach ihrem Ursprung aus der A. carotis interna zunächst nach lateral entlang des Keilbeinflügels (Pars sphenoidalis, M_1-Abschnitt). In Höhe der Fissura Sylvii teilt sich die A. cerebri media in die Hauptäste auf (M_2-Abschnitt) und biegt dann in nahezu rechtem Winkel nach dorsal um. Proximale Aufteilungsvariationen sind bedeutsam, weil sich der Mediahauptstamm dadurch auf wenige Millimeter Länge verkürzt. Der hintere Abschnitt des Circulus arteriosus Willisii wird durch die Aa. communicantes posteriores, die Aa. cerebri posteriores und die A. basilaris gebildet.

Die **A. cerebri posterior** entspringt nach anatomischen Studien in 10-30%, nach Auswertung von Angiogrammen in 19%, direkt aus der A. carotis interna (sog. fetaler Typ). Sie verläuft nach ihrem Ursprung aus der

A. basilaris zunächst nach lateral [pedunkulärer (P_1-)Abschnitt] bis zur Einmündung der A. communicans posterior. Die Ausbildung des P_1-Abschnittes hängt sehr von der Entwicklung der A. communicans posterior ab. Hinter der Einmündung der A. communicans posterior biegt das postkommunikale Segment der A. cerebri posterior (P_2-Abschnitt) nach okzipital um und verläuft topographisch parallel zum Tentoriumrand und der A. cerebelli superior.

2 Hämodynamische Grundlagen

Für Newton'sche Flüssigkeiten in starren zylindrischen Röhren gilt bei laminarer Strömung das Hagen-Poiseuille-Gesetz:

$$I = \frac{\delta P \cdot \pi \, r^4}{8 \cdot l \cdot \eta} \qquad (2.1)$$

Hiernach nimmt der Volumenfluß *I* (ml/s) mit ansteigendem Druckgefälle *P* und Radius *r* zu; er vermindert sich umgekehrt bei höherer Viskosität (η) und zunehmender Röhrenlänge (*l*). Unter physiologischen Bedingungen gilt das Hagen-Poiseuille-Gesetz nur eingeschränkt, weil Blut keine homogene (d.h. Newtonsche) Flüssigkeit ist, sondern eine Erythrozytensuspension und weil elastische Blutgefäße nicht ohne weiteres mit starren Röhren gleichzusetzen sind. Der Strömungswiderstand *R* wird analog zum Ohmschen Gesetz berechnet:

$$R = \frac{\delta P}{I} \qquad (2.2)$$

Das Einsetzen der Hagen-Poiseuille-Gleichung (Gl. 2.1) in das Ohmsche Gesetz (Gl. 2.2) ergibt:

$$R = \frac{8 \cdot l \cdot \eta}{\pi \cdot r^4} \qquad (2.3)$$

Dies bedeutet, daß der Strömungswiderstand in der 4. Potenz vom Gefäßradius abhängt. *Bereits geringe Veränderungen des Lumens wirken sich daher gravierend auf den peripheren Strömungswiderstand aus.*

Die unter bestimmten Voraussetzungen dopplersonographisch meßbare Strömungsgeschwindigkeit *V* des Blutes ist bei konstantem Fluß *I* dem Gefäßquerschnitt *Q* proportional:

$$V = \frac{I}{Q} \qquad (2.4)$$

oder

$$V = \frac{I}{\pi r^2} \qquad (2.5)$$

Dieses sog. **Kontinuitätsgesetz** hat für die Ultraschalldiagnostik wichtige Konsequenzen:
- Bei konstantem Fluß sind aufgrund der gemessenen Strömungsgeschwindigkeiten Veränderungen der Lumenweite im Verlauf eines Gefäßes (z. B. Stenosen) nachweisbar.
- Bei konstantem Gefäßquerschnitt können anhand von Geschwindigkeitsmessungen Veränderungen im Volumenfluß diagnostiziert werden. Hierin liegt eine wesentliche Voraussetzung für das Dopplermonitoring und für Verlaufsuntersuchungen.
- Messungen der Strömungsgeschwindigkeit erlauben nur dann Rückschlüsse auf den Volumenfluß, wenn der jeweilige Gefäßquerschnitt bekannt ist. Dies trifft nur ausnahmsweise zu.

In den Hirngefäßen herrschen üblicherweise annähernd laminare Strömungsverhältnisse, d.h., Blut fließt in koaxialen zylindrischen Schichten. Der Umschlag von laminarer in turbulente Strömung erfolgt abrupt, wenn ein bestimmter Schwellenwert - die sog. **Reynolds-Zahl** (Re) - erreicht ist:

$$Re = 2p\frac{r \cdot V}{\eta} \qquad (2.6)$$

Aus der Gleichung ist ersichtlich, daß turbulente Strömung sowohl infolge hoher Strömungsgeschwindigkeiten entstehen kann als auch bei verminderter Viskosität und/oder großkalibrigen Gefäßquerschnitten (p = Dichtekoeffizient).

3 Methodik

3.1 Dopplerprinzip und Dopplersonographie

Es entspricht einer alltäglichen Erfahrung, daß das Motorgeräusch eines Autos höher erscheint, wenn sich das Fahrzeug nähert, hingegen tiefer, wenn es sich entfernt. Im Augenblick des Vorbeifahrens findet ein Umschlagen der Tonhöhe statt. Dieses Phänomen ist durch das Dopplerprinzip erklärt:

Schallwellen ändern ihre Frequenz in Abhängigkeit von der relativen Bewegung von Sender und Empfänger (Abb. 3.1). Diese Frequenzverwerfung, der sog. Dopplershift (F_d), läßt sich mathematisch formulieren:

$$F_d = \frac{2F_0 \cdot V \cos \alpha}{C} \quad (3.1)$$

oder

$$V = \frac{F_d \cdot C}{2 F_0 \cdot \cos \alpha} \quad (3.2)$$

Auf angiologische Parameter bezogen bedeutet:
F_d Dopplershift,
F_0 Ausgangsfrequenz,
V Geschwindigkeit der reflektierenden Blutkörperchen.
α Winkel zwischen dem emittierten Ultraschallstrahl und der Strömungsrichtung (Anlotwinkel),
C Schallgeschwindigkeit in Weichteilgewebe (ca. 1550 m/s).

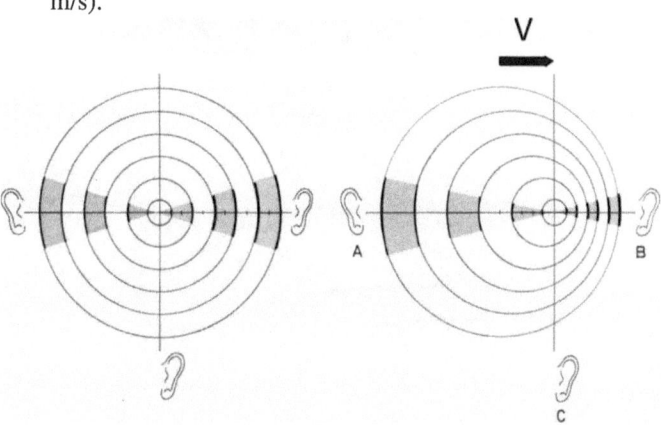

Abb. 3.1. *Links*: Schallausbreitung einer unbewegten Schallquelle. Unabhängig von der Position nehmen alle Zuhörer die gleiche Tonfrequenz wahr. *Rechts*: Bei bewegter Schallquelle registriert jeder Hörer (i.e. Empfänger, *A,B,C*) infolge des Dopplershifts eine unterschiedliche Tonhöhe

Mit Hilfe der angegebenen Formeln läßt sich aus dem gemessenen Dopplershift (F_d) die Strömungsgeschwindigkeit (V) des Blutes errechnen. Dabei müssen die Sendefrequenz und der Beschallungswinkel berücksichtigt werden. Entscheidend ist, daß *mit optimalen Dopplersignalen dann zu rechnen* ist, *wenn das Blut möglichst direkt auf die Sonde zu oder von der Sonde weg fließt* (parallele Anlotung). Bei steilen Schallwinkeln ist eine brauchbare Quantifizierung nicht mehr möglich, farbduplexsonographisch kommt es zur Farbauslöschung (s. 3.3; Abb. 3.23).

3.1.1 CW-Dopplersonographie

Sonden von Ultraschallsystemen, die nach dem **Continuous-wave-Prinzip** arbeiten (**CW-Doppler**), enthalten einen Sendekristall mit kontinuierlicher Schallemission und einen Empfangskristall (Abb. 3.2). Der Dopplershift (F_d), der sich aus der Differenz der ausgestrahlten (F_0) und zurückempfangenen (F_1) Frequenz ergibt, wird elektronisch gemessen (Abb. 3.3). Außerdem erfolgt eine Zerlegung des Dopplersignals in bezug auf die *Strömungsrichtung* (von der Sonde weg oder auf die Sonde zu). Reflexionen unbewegter Schallreflektoren (Grenzflächen im Gewebe) verursachen keine Frequenzverschiebungen und bleiben deswegen unberücksichtigt.

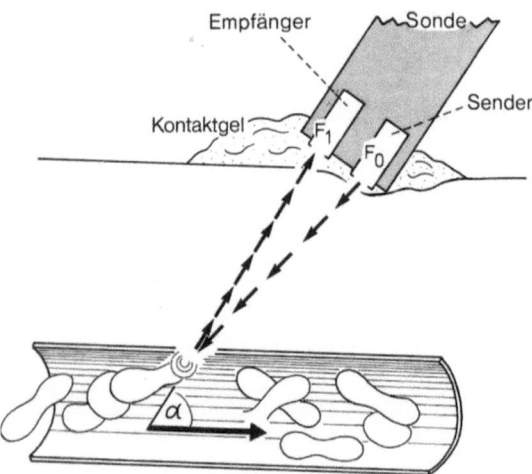

Abb. 3.2. Das Continuous-wave-(CW-)Dopplerprinzip

Abb. 3.3. Aus der Differenz der Sendefrequenz (F_0) und der Frequenz des reflektierten Signals (F_1) resultiert die Frequenz des Dopplershifts (F_d)

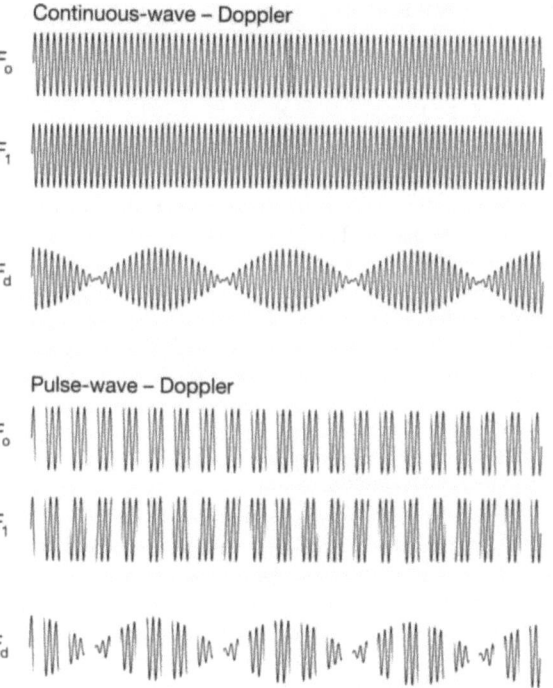

Abb. 3.4. Der CW-Doppler registriert alle Strömungssignale innerhalb des Schallstrahls. Dadurch kommt es zu störenden Überlagerungen von Arterien und Venen

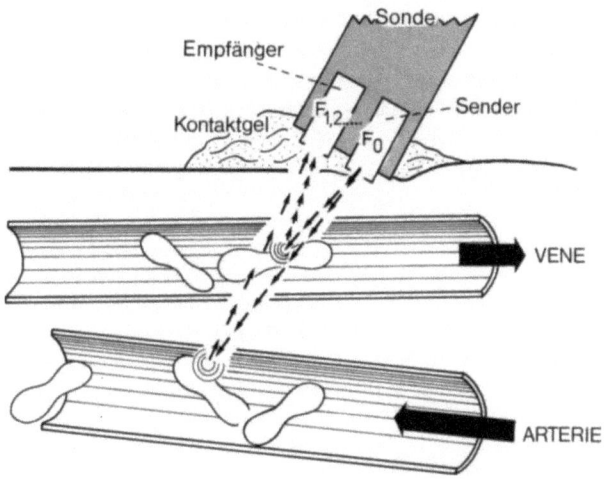

Mit der CW-Dopplersonographie werden *alle* bewegten Reflektoren erfaßt, die sich innerhalb der *Schallkeule* bewegen. Dies bedeutet, daß nahe beieinanderliegende Gefäße schlecht voneinander differenziert werden können oder daß störende Überlagerungen auftreten (Abb. 3.4).

Methodik

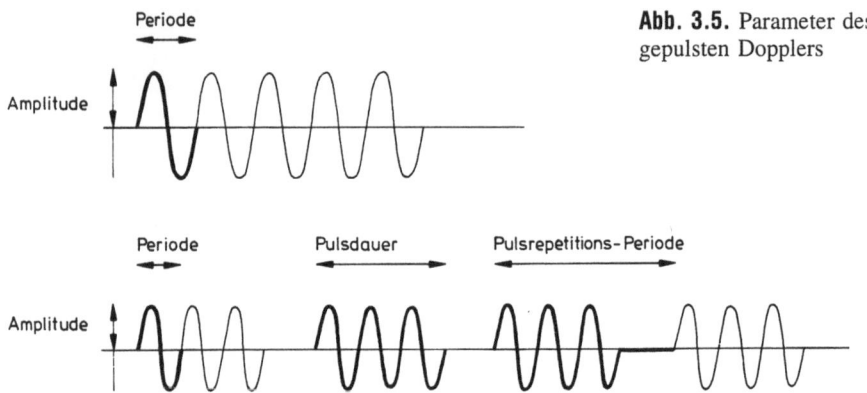

Abb. 3.5. Parameter des gepulsten Dopplers

3.1.2 PW-Dopplersonographie

Selektive Messungen sind mit sog. **"Pulse-wave"-Dopplersystemen** (**PW-Doppler**) möglich (Abb. 3.5). Hierbei wird Ultraschall intermittierend in kurzen Pulspaketen mit einer bestimmten Frequenz, der **Pulsrepetitionsfrequenz (PRF),** ausgesendet. Ein einzelner Kristall in der Dopplersonde arbeitet dabei abwechselnd als Sender und Empfänger (Abb. 3.6). Die Ausbreitungsgeschwindigkeit von Schallwellen in Körperweichteilen beträgt ca 1550 m/s. Da Schallwellen, je nach Entfernung ihres Reflexionsortes, unterschiedliche Laufzeiten haben, kann durch einen geeigneten Zeitfilter die Meßtiefe selektiv festgelegt werden: eine elektronische Torschaltung öffnet kurz, um nur Signale aus einer bestimmten Tiefe durchzulassen. Alle früher oder später ein-

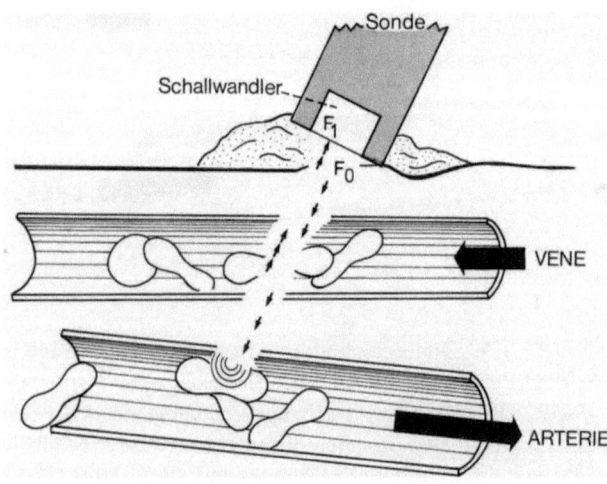

Abb. 3.6. Das Prinzip des gepulsten Dopplers

treffenden Echos werden verworfen. Auf diese Weise ist es möglich, Dopplersignale aus einem genau definierten Meßvolumen („sample volume") ohne störende Überlagerungen aus unterschiedlich tief gelegenen Gewebsschichten zu analysieren (Abb. 3.7).

Je weiter entfernt die zu untersuchende Hirnarterie liegt, desto länger braucht das Pulspaket für den Hin- und Rückweg. Das bedeutet, daß bei einer bestimmten PRF dopplersonographische Messungen nur bis zu einer begrenzten Gewebstiefe möglich sind; anderenfalls würde das nächste Pulspaket bereits ausgesendet, bevor das vorangegangene zurück ist (Abb. 3.8). Umgekehrt wird durch die maximal zu untersuchende Gewebstiefe die Obergrenze der PRF festgelegt. Die maximale PRF limitiert die maximal meßbare Strömungsgeschwindigkeit, die in einer definierten Gewebstiefe halb so groß ist wie die PRF (sog. Nyquist-Limit, s.unten). Praktisch bedeutet dies, daß tiefer liegende Hirnarterien zwangsläufig mit einer niedrigeren PRF untersucht werden müssen auf Kosten der maximal meßbaren Strömungsgeschwindigkeit (Tabelle 3.1).

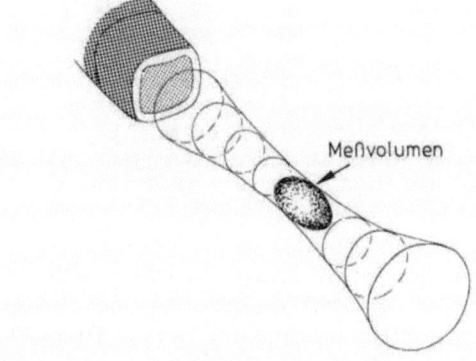

Abb. 3.7. Gepulste Dopplersysteme ermöglichen Messungen der Strömungsgeschwindigkeit in definierten Gewebstiefen. Störende Dopplersignale aus höher oder tiefer gelegenen Arterien und Venen werden ausgeblendet

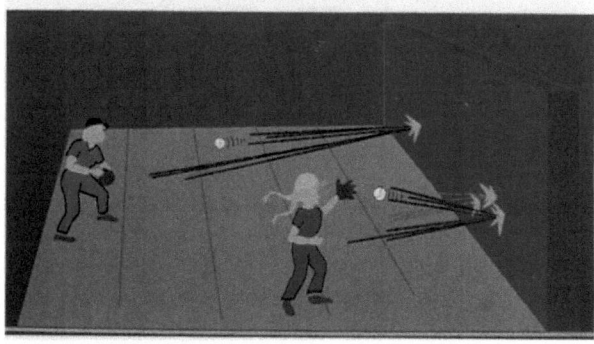

Abb. 3.8. Auswirkung der Entfernung auf die Repetitionsfrequenz. In geringerer Entfernung kann mit höherer Frequenz gearbeitet werden

14 Methodik

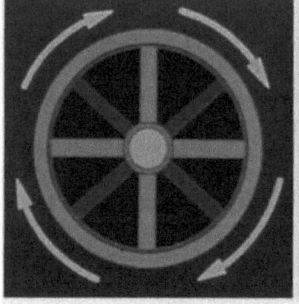 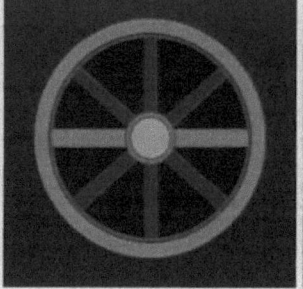 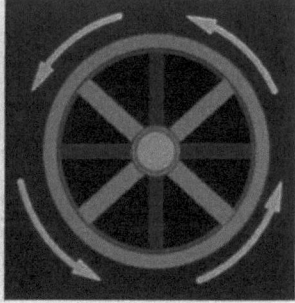

unterhalb des Nyquist-Limit | Nyquist-Limit | oberhalb des Nyquist-Limit

Tabelle 3.1. Die maximal meßbaren Strömungsgeschwindigkeiten (cm/s) hängen von der Untersuchungstiefe und der Emissionsfrequenz der Schallsonde ab

Doppler-[a] frequenz	Doppler- winkel	Eindringtiefe			
		2 cm	5 cm	10 cm	15 cm
2,5 MHz	0°	593	237	119	79
	60°	1.186	474	237	158
5 MHz	0°	296	119	50	40
	60°	592	237	118	79
7,5 MHz	0°	198	79	40[b]	17[b]
	60°		395	158	80[b]	28[b]

[a] Die Frequenzangaben beziehen sich auf die *Doppler*frequenz der Farbkodierung, die sich von der Frequenz, mit der das B-Bild erstellt wird, unterscheiden kann.
[b] Theoretischer Wert, da diese Eindringtiefe mit einer 7,5-MHz-Sonde in der Regel nicht erreicht wird.

Abb. 3.9. Das Nyquist-Theorem. Unterhalb des Nyquist-Limits werden sowohl Richtung als auch Geschwindigkeit richtig dargestellt (*links*). Am Nyquist-Limit ist die Drehrichtung nicht mehr erkennbar (*Mitte*). Oberhalb des Nyquist-Limits scheint sich das Rad rückwärts zu drehen, und die Geschwindigkeit ist nicht mehr beurteilbar (*rechts*)

Wird im Meßvolumen Strömung erfaßt, die schneller als die maximal meßbare Strömungsgeschwindigkeit ist (= PRF zu niedrig), tritt der sog. **Alias-Effekt** („aliasing") auf. Dieser Alias-Effekt ist uns auch aus dem Film vertraut: Wenn eine Postkutsche anfährt, so drehen sich die Speichen der Räder zunächst immer schneller in Fahrtrichtung. Mit zunehmender Geschwindigkeit entsteht dann aber der Eindruck, daß die Räder zunächst stillstehen und sich bei noch schnellerer Fahrt sogar rückwärts - entgegen der Fahrtrichtung - drehen. Im Film tritt der Alias-Effekt auf, wenn die Drehzahl der Räder höher wird als die Bildfrequenz. Als **Nyquist-Limit** würde man die Bildfrequenz bezeichnen, bei der das Wagenrad stillzustehen scheint (Abb. 3.9). In der Farbduplexdiagnostik entspricht das strömende Blut den Radspeichen: Wenn die Strömungsgeschwindigkeit das Nyquist-Limit über-

Dopplerprinzip und Dopplersonographie 15

steigt, entsteht ein Alias-Effekt, und der Untersucher registriert eine falsche Flußrichtung. Je niedriger die Emissionsfrequenz ist, um so höhere Strömungsgeschwindigkeiten kann man messen, ohne daß der Alias-Effekt auftritt (s. Tabelle 3.1). Bei der CW-Dopplersonographie spielt dieser Effekt keine Rolle, da die Messung nicht wie bei der PW-Dopplersonographie durch eine maximale Abtastrate begrenzt ist, sondern Aussendung und Empfang kontinuierlich erfolgen.

Ultraschall wird dann reflektiert, wenn er auf Gewebsschichten trifft, die unterschiedlichen Schallwiderstand (Impedanz) aufweisen. Einflußgrößen auf den Ultraschallwiderstand sind Härte, Elastizität und Gewebsdichte, wobei der Schallwiderstand bei höherer Frequenz und Gewebsdichte zunimmt. Ultraschall dringt somit bei niedrigerer Frequenz tiefer ins Gewebe ein. Gleichzeitig wird dadurch aber auch der Rauschsignalabstand ungünstiger. CW-Dopplersysteme, die üblicherweise zur Untersuchung der extrakraniellen Hirnarterien herangezogen werden, arbeiten mit 4-8 MHz. Duplexsonographische Untersuchungen erfolgen in der Regel mit 7,5 oder 10 MHz, wobei bessere Auflösung bei höherer Frequenz immer zu Lasten der Eindringtiefe geht. Bei transkranieller Beschallung werden Sendefrequenzen von 2-2,5 MHz, versuchsweise auch noch niedriger, eingesetzt.

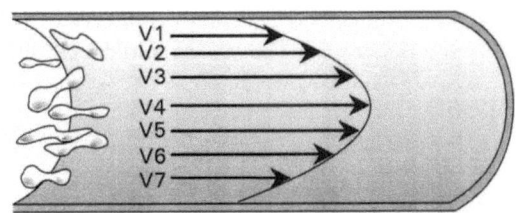

Abb. 3.10. Strömungsprofil in einem Gefäß. Die korpuskulären Schallreflektoren strömen mit unterschiedlichen Geschwindigkeiten (V_1-V_7)

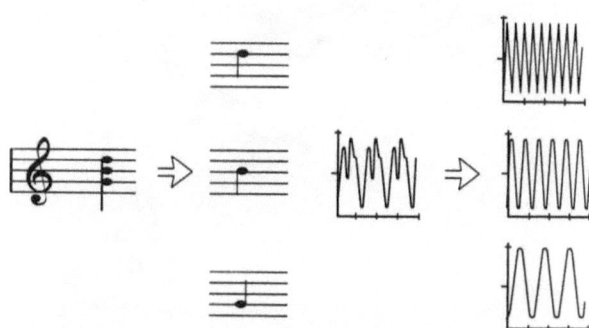

Abb. 3.11. Prinzip der Fourier-Transformation (FFT)

3.1.3 Doppler-Frequenz-Zeit-Spektrum

Da sich die Erythrozyten in einem Strömungsleiter mit unterschiedlichen Geschwindigkeiten (und auch Richtungen) bewegen (Abb. 3.10), setzt sich das Dopplersignal, das der Empfänger registriert, aus einer Vielzahl einzelner Dopplershifts zusammen. Mit Hilfe der Fourier-Analyse (FFT = Fast Fourier Transformation) wird dieses Signalgemisch in die einzelnen Frequenzkomponenten aufgeteilt (Abb. 3.11) und als Doppler-Frequenz-Zeit-Spektrum dargestellt (Abb. 3.12 und 3.13). Das Doppler-Frequenz-Zeit-Spektrum gibt die Strömungsgeschwindigkeit des Blutes im Ablauf eines Herzzyklus wieder. Die Information des Dopplerfrequenzspektrums umfaßt somit die Geschwindigkeitsverteilung der einzelnen Blutzellen innerhalb des betreffenden Meßvolumens, die Flußrichtung und die Häufigkeit (Intensität) einzelner Strömungsgeschwindigkeiten in Abhängigkeit von der Zeit (i.e. Herzzyklus). Die Konfiguration der Dopplerströmungskurve, die *nicht* mit dem Druckpuls identisch ist, wird im Hirnkreislauf wesentlich durch den peripheren Gefäßwiderstand beeinflußt. Auch vorgeschaltete extrakranielle Strombahneinengungen können die vom Herz und vom „Windkessel" der Aorta vorgegebene Pulskurvenform verändern.

Das Frequenz-*Dichte*-Spektrum (Abb. 3.13) stellt die Häufigkeitsdichteverteilung des Dopplerfrequenzspektrums in einem definierten Zeitintervall des Herzzyklus dar. Hieraus kann mann die Varianz ermitteln.

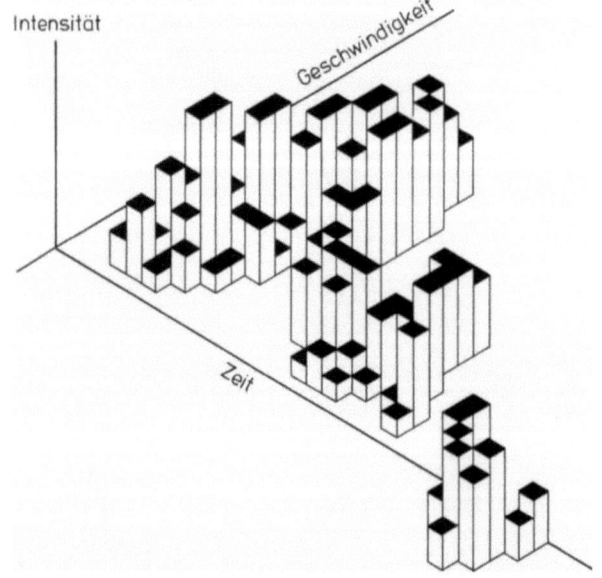

Abb. 3.12. Das dreidimensionale Doppler-Frequenz-Zeit-Spektrum beinhaltet Informationen über die Häufigkeit einer Dopplerverschiebung (Intensität), die Strömungsrichtung und die Strömungsgeschwindigkeit

Abb. 3.13. Das Doppler-Frequenz-Zeit-Spektrum und das hieraus abgeleitete Frequenz-Dichte-Spektrum (Insert)

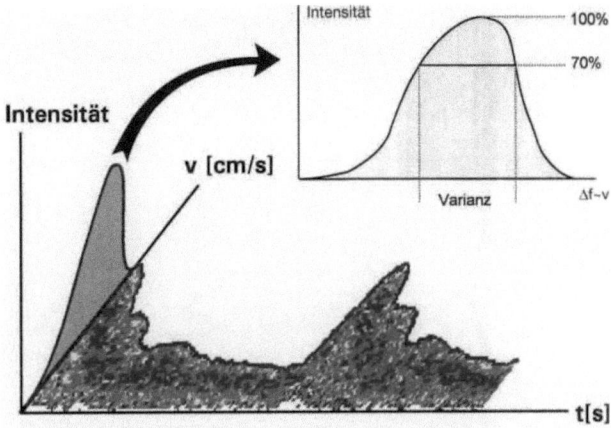

Abb. 3.14. Hämodynamische Parameter des Doppler-Frequenz-Zeit-Spektrums

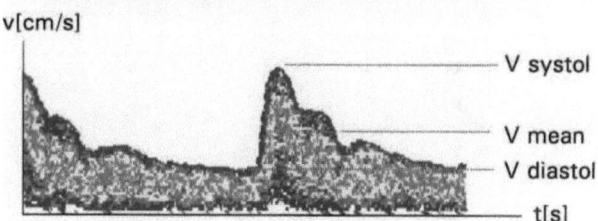

Um die Dopplerströmungskurve näherungsweise zu quantifizieren, wurden die unterschiedlichsten Parameter kreiert. Als praktisch besonders nützlich, insbesondere in Hinblick auf die Klassifikation von Stenosen, haben sich die systolische und die enddiastolische Maximalfrequenz erwiesen. Als Maß für den peripheren Widerstand wird der **Pourcelot-Index** (s. S. 132; „index de résistance") angegeben (Pourcelot 1974). Dieser steigt mit zunehmendem peripherem Strömungswiderstand an, weil sich die enddiastolische Strömungsgeschwindigkeit verringert. Gosling und King (1974) formulierten einen ähnlichen Index für die Pulsatilität (Abb. 3.14).

Für die Berechnung der Strömungsgeschwindigkeit aus dem Dopplershift ist die Kenntnis des Beschallungswinkels von entscheidender Bedeutung (Abb. 3.15). Je nachdem, in welchem Winkel der Ultraschall (hellerer, senkrechter Pfeil) mit der Gefäßachse zusammentrifft, ist mit mehr oder minder großen Meßfehlern zu rechnen. Die gemessene Strömungsgeschwindigkeit ist fast immer niedriger als die tatsächliche, nur bei genau paralleler Anlotung (B) entsteht kein Meßfehler. Eine Änderung der Sondenposition von A nach C (um 30°) ergibt einen Meßfehler von lediglich 3,4%. Dagegen resultiert aus einer Änderung der Sondenposition von E nach F

Methodik

Sondenposition		Geschwindigkeit [cm/s] gemessen / tatsächlich		Meßfehler [%]
A	−15°	58	60	−3,4
B	0°	60	60	0
C	15°	58	60	−3,4
D	30°	52	60	−15
E	45°	42	60	−42
F	60°	30	60	−100

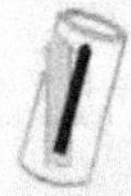

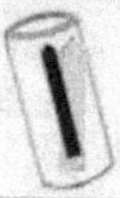

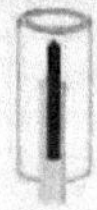

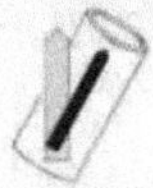

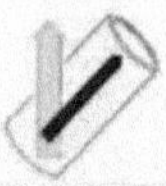

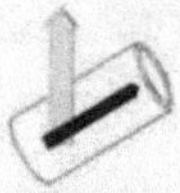

Abb. 3.15. Der Meßfehler der Strömungsgeschwindigkeit, die sich aus dem Dopplershift errechnet, hängt vom Beschallungswinkel ab

(um 15°) eine Zunahme des Meßfehlers um 58% (s. Kap.7). Beschallungswinkel, die über 60 hinausgehen, sind für quantitative Auswertungen unbrauchbar, da hier bereits geringe Ungenauigkeiten bei der Winkelkorrektur gravierende Meßfehler verursachen (Abb. 3.16).

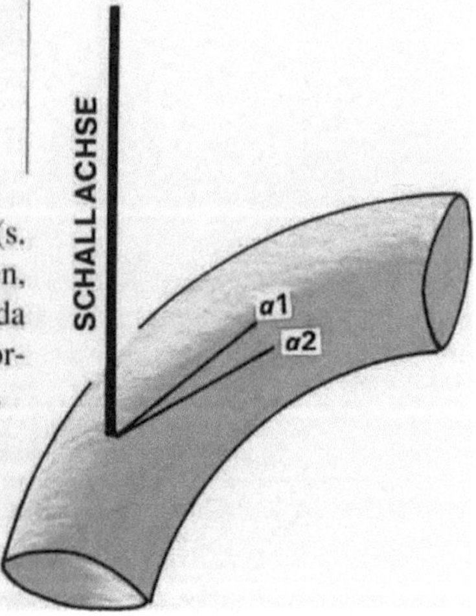

3.2 B-Bild und Duplexsonographie

Das **B-Bild** verdankt seine Entstehung dem Echoimpulsprinzip (Abb. 3.17). Dabei wird die Reflexion von Ultraschall an Schichten mit unterschiedlichem akustischem Widerstand (Impedanz) ausgenutzt. Die Zeit, die vergeht, bis der reflektierte Schallimpuls wieder am Empfängerkristall eintrifft, läßt Rückschlüsse auf die Entfernung des Reflektors vom Schallkopf zu. Durch sequentielle Verschiebung des Senders entsteht ein zweidimensionales Schnittbild. Die Helligkeit der Bildpunkte (B-Mode = „brightness mode") wird mit Hilfe von Graustufen dargestellt und ist ein Maß für die Energie des reflektierten Schalls. Das Abtasten des Gewebesektors kann

Abb. 3.16. Die schematische Abbildung verdeutlicht die Problematik der Winkelkorrektur in gekrümmten Arteriensegmenten. In bezug auf die Schallachse beträgt die Differenz zwischen α_1 und α_2 nur 10° Hieraus resultiert aber bei Berechnung der absoluten Strömungsgeschwindigkeiten ein Meßfehler von fast 30%

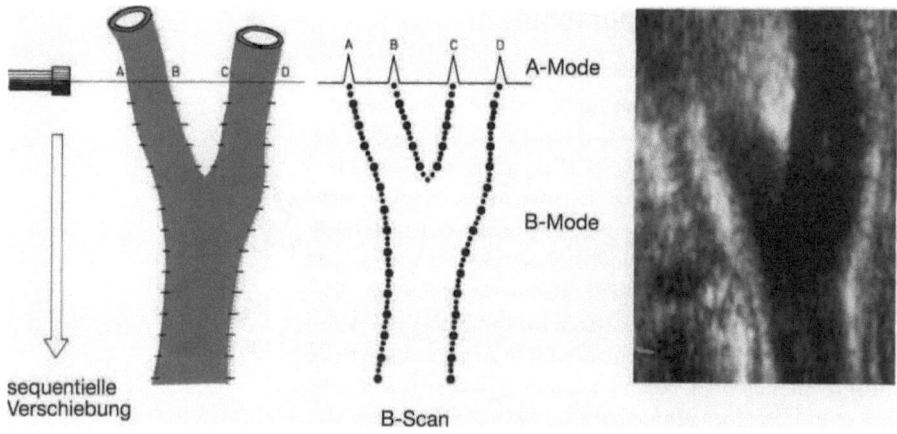

Abb. 3.17. Entstehung des B-Bildes nach dem Echoimpulsprinzip. Schema (*links*) und B-Bild der Karotisbifurkation (*rechts*)

auf verschiedene Weise erfolgen [z.B. mechanisch rotierend oder oszillierend, Phased-array-Systeme (s. 3.4)]. Streng genommen zeigt das B-Bild also nichts anderes als Impedanzsprünge im Gewebe. Bei starker Reflexion spricht man von echogenen Strukturen (z.B. Kalk), die im dahinterliegenden Gewebe einen Schallschatten erzeugen können (s. Abb. 7.12a). Blut, Flüssigkeit oder frisches thrombotisches Material sind echoarm. Die B-Bild-Darstellung ohne Dopplersonographie für Untersuchungen der hirnversorgenden Arterien reicht deshalb *nicht* aus, da echoarme Thrombosen sehr leicht übersehen werden können (s. Abb. 4.9).

Die **Duplexsonographie** stellt eine Kombination aus B-Bild und Dopplersonographie dar: in das zweidimensionale B-Bild wird ein dopplersonographisches Meßvolumen eingeblendet, das Strömungsstudien an genau definierten Orten ermöglicht. Hämodynamische und morphologische Informationen erscheinen auf diese Weise parallel auf dem Bildschirm. Stenosen und Verschlüsse können daher auch erkannt werden, wenn sie von einem echoarmen Gewebe (z. B. Plaque, frisches thrombotisches Material) verursacht werden. Um sich ein umfassendes Bild der Strömungsverhältnisse zu verschaffen, müßte man den betreffenden Schnittbildsektor engmaschig mit dem gepulsten Doppler manuell „abscannen". Dies kostet Zeit und ist außerdem in komplizierteren Fällen kaum durchführbar.

3.3 Farbduplexsonographie

Das auf dem Monitor homogen erscheinende Farbbild setzt sich aus einer Vielzahl kleinster Farbpunkte zusammen. Jeder einzelne dieser Bildpunkte repräsentiert – farbig kodiert – die intensitätsgewichtete mittlere Strömungsgeschwindigkeit in einem eng umschriebenen Meßvolumen. So entsteht ein hochauflösendes Farbraster, das den optischen Eindruck einer Strömung vermittelt. Das farbige zweidimensionale Strömungsbild (das in Wahrheit ein Dopplershiftmuster ist) wird in das konventionelle B-Bild eingeblendet, so daß schließlich hämodynamische und morphologische Informationen simultan auf dem Monitor erscheinen. Die Farbduplexsonographie stellt demnach im Grunde eine Erweiterung der konventionellen Duplexsonographie dar. Technisch beruht das „**color flow mapping**" auf dem Prinzip des gepulsten Dopplers, das die Registrierung einer Strömungsgeschwindigkeit in einem kleinen Meßvolumen (sog. „sample-gate") in genau definierten Gewebstiefen erlaubt. Ähnlich wie beim Mehrkanal- („Multi-gate"-) Doppler werden hier entlang einer Scan-Linie viele (bis zu 382) hintereinander gelegene Meßvolumina erzeugt, in denen das System jeweils die Strömungsgeschwindigkeit und die Strömungsrichtung bestimmt, und dann in Farbe umgesetzt (Abb. 3.18 und 3.19). Dieselbe Scan- Linie muß mehrfach hintereinander „geschossen" werden; dabei wird die Geschwindigkeit in jedem der aufgereihten Meßvolumina immer wieder gemessen und schließlich ein Durchschnittswert gebildet. Durch das Aneinanderreihen der eindimensionalen Dopplerzeilen entsteht auf dem Monitor das zweidimensionale

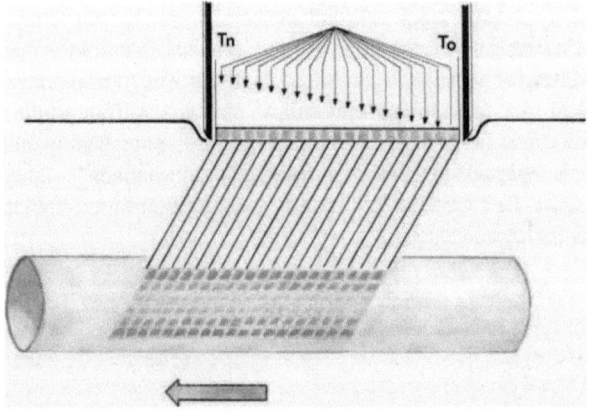

Abb. 3.18. Prinzip der Farbduplexsonographie

Farbduplexsonographie

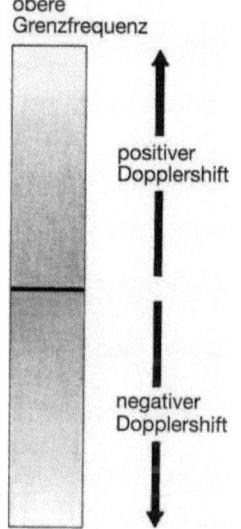

Abb. 3.19. Umsetzung des Dopplershifts in Farbe. Höhere Strömungsgeschwindigkeiten erscheinen in helleren Farbtönen

Farbbild. Üblicherweise werden in Anlehnung an anatomische Atlanten rote und blaue Farbtöne verwendet (s. Abb. 3.19). Die Farbskala gibt die Flußrichtung des Blutstroms an (oberhalb der Nullinie auf die Sonde zu, unterhalb von der Sonde weg), außerdem läßt die Farbsättigung anhaltsweise Rückschlüsse auf die Strömungsgeschwindigkeit zu: Mit zunehmender Geschwindigkeit bleicht das rote bzw. blaue Farbsignal über dem betreffenden Gefäßareal aus, bis schließlich am Ende der Skala Weißtöne dominieren.

Die Berechnung der Strömungsgeschwindigkeit aus dem Dopplershift („*frequency domain processing*") erfolgt bei der Farbduplexsonographie durch **Autokorrelation** mit Phasenanalyse. Die sonst übliche Fourier-Analyse kann nicht angewendet werden, weil sie zuviel Zeit in Anspruch nimmt; angesichts der Vielzahl der auszuwertenden Meßvolumina könnte sonst das Farbbild nicht mit der erforderlichen Schnelligkeit aufgebaut werden. Demgegenüber erlauben Autokorrelationsverfahren, die auf der Analyse des Phasenwinkels basieren, eine raschere Berechnung der *mittleren* Strömungsgeschwindigkeit und geben ein statistisches Maß für die Streuung der Dopplershifts innerhalb des Meßvolumens (Varianzanalyse). Die schnelle Berechnung der Strömungsgeschwindigkeit auf der Basis weniger Echosignale bringt es allerdings mit sich, daß bei Anwendung der Autokorrelation nicht das gesamte Dopplerspektrum berücksichtigt werden kann und die Messungen gröber ausfallen, als dies bei der konventionellen PW-Dopplersonographie der Fall ist. Letztendlich wird ein breites Spektrum von Strömungsgeschwindigkeiten innerhalb des Meßvolumens mit der Autokorrelation auf einen einzelnen Farbton reduziert, der eine intensitätsgewichtete mittlere Dopplerverschiebung repräsentiert.

Die Qualität und Genauigkeit der Farbdarstellung ist um so besser, je mehr Schallpulse pro Scan-Linie geschossen (große „packet size") und für die Berechnung der Farbwerte ausgewertet werden (zwischen 8 und 64 Linien). Weil dieser Vorgang Zeit in Anspruch nimmt, ist bei einer hohen Packet Size die **Bildwiederholfrequenz** („*frame rate*") niedriger als bei einer geringen Packet Size. Aufgrund dieser physikalisch-technischen Umstände wird verständlich, daß viel mehr Zeit nötig ist, ein Farbbild aufzubauen als ein konventionelles B-Bild. Außerdem benötigt der Dopplerstrahl eine bestimmte Zeit, um über den Bildausschnitt hinwegzustreichen. Der Untersucher registriert bei einer großen

Packet Size und damit verbundener niedriger Bildwiederholungsfrequenz eine ruckartige Bildfolge. Dazu ist der Bildaufbau so träge, daß kurzdauernde Bewegungen schlecht erfaßt werden können. Farbartefarkte infolge einer zu niedrigen Bildwiederholfrequenz (sog. Framerate-Artefarkte) sind zu erwarten, wenn es im Verlauf des Herzzyklus zu einer kurzen retrograden Strömungsphase kommt (z.B. Hirntod) (Abb. 3.20).

Es wird von einem Farbduplexsystem erwartet, daß es bewegte Strukturen im Schallfeld exakt identifiziert und von statischen Echos abgrenzt. Schließlich soll die Strömung des Blutes dargestellt werden und nicht bewegtes Gewebe oder Pulsationsartefarkte. Deswegen werden innerhalb eines Packet die ersten beiden Scan-Linien dafür verwendet, die „Hintergrundbewegung" des umgebenden Gewebes zu bestimmen und auf dieser Grundlage automatisch das **Wandfilter** für die **untere Grenzfrequenz** („clutter reject filter") festzulegen („signal-magnitude discrimination"). Langsamere Bewegungen, die unterhalb dieser Grenzfrequenz liegen, werden nicht mehr als Strömung registriert. Die darauffolgenden Scan-Linien des Packet dienen dann der eigentlichen Berechnung der Strömungsgeschwindigkeit im Meßvolumen. Die untere Grenzfrequenz ist demnach die Basis für den Aufbau eines Farbbildes; hierdurch wird festgelegt,

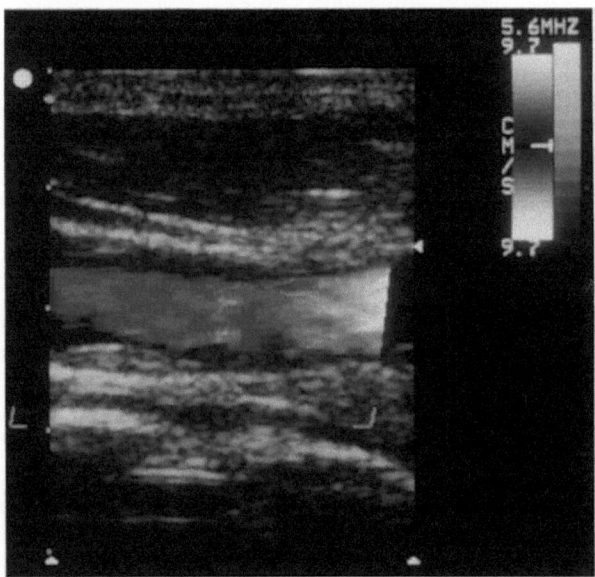

Abb. 3.20. Frame-rate-Artefakt: Zu niedrige Pulsrepetitionsfrequenz. Obwohl die retrograde Strömung das ganze Gefäß betrifft, erscheint die A. carotis communis nur in einem Segment blau; *hier*: zerebraler Zirkulationsstillstand mit Pendelfluß

Abb. 3.21. Die Abgrenzung von Störsignalen stationärer Gewebestrukturen (f_o) müssen von schwächeren Signalen bewegter Volumenelemente (f_d) differenziert werden. Hierzu dient das sog. Wand- oder Clutter-Filter (Pfeile), das alle niederfrequenten Störsignale eliminiert.

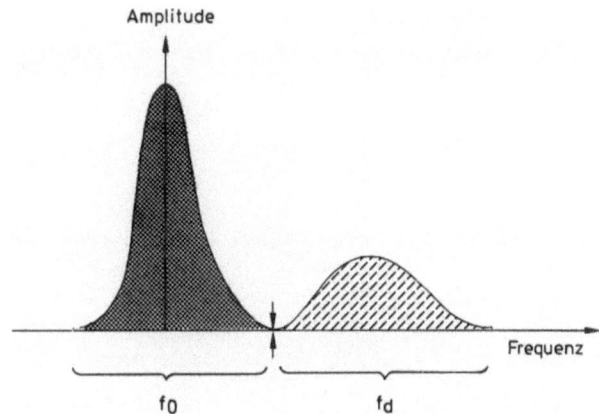

ob ein Ort im Bildfeld stationär (d.h. als Grauwert) oder als bewegtes Element und damit als Farbpunkt auf dem Monitor erscheint (Abb. 3.21). Die langsamste Strömungsgeschwindigkeit, die von einem Farbduplexsystem noch detektiert werden kann („low flow setting"), muß demnach größer sein als der niedrigste Hochpaßfilter. Bei einem günstigen Dopplerwinkel (< 60°) können noch Dopplerminimalgeschwindigkeiten von etwa 3-5cm/s registriert werden (Tabelle 3.2). Bei zu niedrig eingestelltem Wandfilter erzeugen Gefäßpulsationen störende Farbartefakte, das sog. „**ghosting**". Hochpaßfilter lassen nur hochfrequente Dopplersignale passieren und blenden dadurch langsame Strömung aus.

Die **obere Grenzfrequenz** limitiert die maximal meßbare richtungskorrekte Strömungsgeschwindigkeit, die durch die PRF und das Nyquist-Theorem festgelegt ist (s. 3.1.2). Die obere Grenzfrequenz kann wahlweise festgelegt werden und ist direkt auf dem Bildschirm am

Tabelle 3.2. Die minimal meßbare Strömungsgeschwindigkeit (cm/s) hängt von der Sondenfrequenz, der Filtereinstellung und dem Beschallungswinkel ab

Doppler-frequenz	Doppler-winkel	**Wandfilter** (Hochpaßfilter)			
		50 Hz	100 Hz	200 Hz	400 Hz
2,5 MHz	0°	1,5	3	6,2	12,3
	60°	3	6	12,3	24,6
5 MHz	0°	0,8	1,5	3,1	6,2
	60°	1,5	3	6,2	12,3
7,5 MHz	0°	0,5	1	2,1	4,1
	60°	1	2	4,1	8,2

24 Methodik

Ende der Farbskala erkennbar. Überschreitet die Strömungsgeschwindigkeit des Blutes die obere Grenzfrequenz, treten Alias-Effekte auf, d.h., die Flußrichtung scheint sich umzukehren (s. 3.1.2, Abb. 3.9). Im Bild schlägt die Farbe von rot nach blau um oder umgekehrt, dazwischen liegen weiße Flecken (Abb. 3.22). Die blau-weiß-rote Musterung einer Farbfläche zeigt also „aliasing" an (s. Abb. 5.6 und 5.12). Störende Alias-Effekte treten auf, wenn die obere Grenzfrequenz zu niedrig gewählt wird. Durch Veränderung der Nullinie kann die maximal meßbare Strömungsgeschwindigkeit bis maximal 2 PRF erhöht werden. Da der Dopplershift stark winkelabhängig ist, kann das Auftreten von Alias-Effekten bis zu einem gewissen Grad dadurch umgangen werden, daß der Untersucher bei hohen Strömungsgeschwindigkeiten die Arterie in einem steilen Winkel beschallt. Die ohne Alias-Effekt darstellbare maximale Strömungsgeschwindigkeit nimmt mit **größerem Winkel α zu, weil cos α abnimmt**. Wenn trotz optimierter Beschallungsbedingungen weiter Alias-Phänomene auftreten, ist dies als Hinweis für eine signifikante Strömungsbeschleunigung zu werten. Im Übersichtsschnittbild lenken daher mosaikartige Alias-Muster die Aufmerksamkeit des Untersuchers auf diagnostisch interessante Gewebsareale wie z.B. Gefäßstenosen.

Liegen Areale unterschiedlicher Strömungsrichtung unmittelbar nebeneinander (z.B. Ablösungszone im Bereich des Karotisbulbus), so ist die Grenzzone zwischen rot und blau *schwarz*. Hierin besteht ein wichtiges Unterscheidungskriterium gegenüber Alias-Phänomenen. Ein Farbumschlag von rot nach blau mit Farbauslöschung im Zentrum des Bildsektors, der typisch für Sektorsonden ist (Abb. 3.23, s. Abb. 7.9), hängt mit einer *relativen* Änderung der Strömungsrichtung zusammen. In der einen Hälfte des Bildes fließt das Blut in Richtung Sonde, in der anderen davon weg. In der Mitte wird die Blutströmung wegen des ungünstigen senkrechten Anlotungswinkels nicht erfaßt. Die **Varianzdarstellung** soll dazu dienen, Strömungsstörungen aufzudecken. Dieser Form der Darstellung kommt für kardiologische Untersuchungen eine gewisse Bedeutung zu. Für Gefäßuntersuchungen bietet die Varianzdarstellung (meist in grüner Farbe), die aus der Bandbreite des Frequenzspektrums (s. Abb. 3.13) ermittelt wird, kaum wesentliche zusätzliche Informationen.

Neben der Filtereinstellung ist für die Registrierung langsamer Strömungsgeschwindigkeiten, das **„low flow**

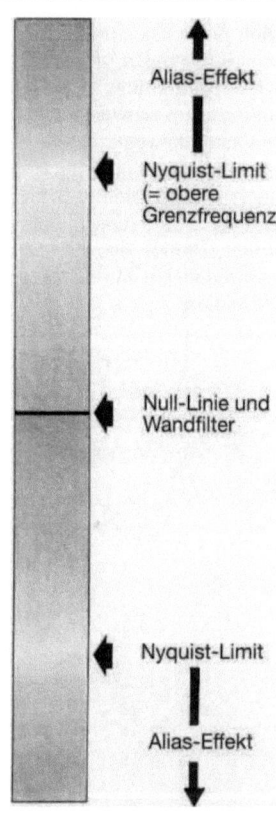

Abb. 3.22. Bei Überschreitung der auf der Farbskala eingestellten oberen Grenzfrequenz (-geschwindigkeit) kommt es zum Alias-Effekt, d. h., schnellere Strömung wird scheinbar in entgegengesetzter Richtung dargestellt. Im Gegensatz zu einer reellen Strömungsumkehrung ist die Übergangszone zwischen rot und blau (Nyquist-Limit) aber weiß

Abb. 3.23. Farbumschlag bei *relativer* Änderung der Strömungsrichtung. Im Gegensatz zum Alias-Effekt ist die Grenzzone zwischen rot und blau schwarz. In der schwarzen Grenzzone trifft der Schallstrahl die Gefäßachse in einem 90°-Winkel, so daß kein (Farb-)Dopplershift registriert werden kann

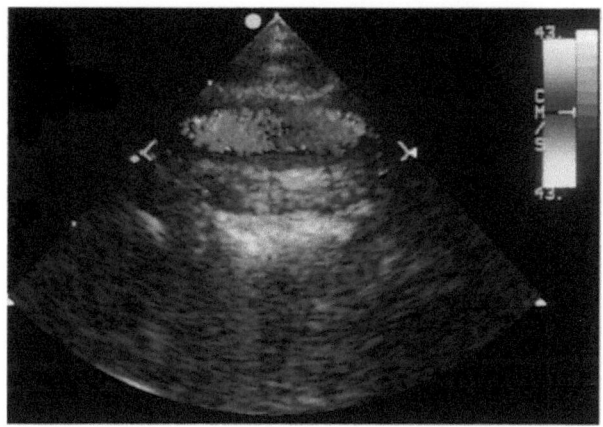

setting" für Venen, Aneurysmen usw., die Energie der ausgesandten Ultraschallpulse entscheidend. Höhere Aussendung von Energie bewirkt man mit einer Verlängerung der Pulsdauer, die wiederum eine Reduktion der PRF voraussetzt. Durch niedrigere PRF (und niedrigeres Nyquist-Limit) wird gleichzeitig der Meßbereich für langsame Strömung optimiert. Da die Verlängerung der Pulsdauer und die Erhöhung der Packet Size Zeit in Anspruch nimmt, wird die höhere Sensitivität mit einer niedrigeren Bildwiederholungsrate erkauft. Die maximale Pulsdauer hängt von der Entfernung der Meßvolumina auf der Scan-Linie ab.

Mit Hilfe verschiedener technischer Manipulationen ist es möglich, das Problem der niedrigen Pulswiederholungsrate abzumildern: Außer einer Verkleinerung des farbkodierten Anteils des Bildausschnittes und einer Erhöhung der Ultraschallfrequenz kann die Bildwiederholungsrate auch dadurch erhöht werden, daß weniger Scan-Linien erzeugt und die entstehenden Zwischenräume interpoliert werden. Der gleiche Effekt wird erreicht durch Vergrößerung der Farbpixel und Ausblendung niedriger Strömungsgeschwindigkeiten. Deswegen ist die Detailgenauigkeit, die der Untersucher auf dem Monitor zu erkennen meint, in der Regel höher, als es dem tatsächlichen Auflösungsvermögen des Farbduplexsystems entspricht (Wells 1992).

Diese Ausführungen machen deutlich, daß die physikalischen Bedingungen für eine optimale Farbdarstellung den Erfordernissen eines hochauflösenden B-Bildes teilweise entgegenstehen. Gemäß den Reflexionsgesetzen ist für das B-Bild ein senkrechter Beschallungswinkel

26 Methodik

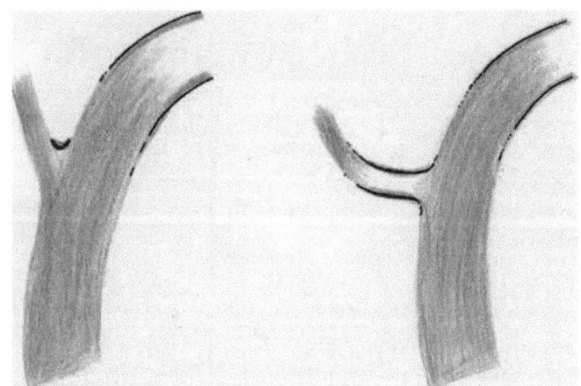

Abb. 3.24. Das B-Bild und das Dopplerbild ergänzen sich: Je nach Verlauf der Arterie lassen sich einzelne Abschnitte besser mit dem Echoimpuls- oder dem Dopplerverfahren darstellen: Orthograd getroffene Teile des Strömungsleiters kommen farbkodiert (*hier*: rot) optimal zur Darstellung, während senkrecht getroffene Wandstrukturen (*hier*: blau) besser im B-Bild erkennbar sind

Abb. 3.25 a-d. Optimierung von B-Bild und Farbdarstellung der A. carotis communis. **a** Ausgangssituation mit verwaschenen Wandstrukturen. **b** Das Schwarzweißbild wird nach links geschwenkt, so daß die Echoimpulse senkrecht auf die Gefäßwand treffen. Hierdurch erfolgt eine detaillierte Darstellung der Wandstruktur mit Grenzzonenreflex. **c** Nach Zuschalten der Farboption zunächst ungünstiger Winkel zwischen Flußvektor und Dopplerstrahlen. Deswegen sind die Strömungsverhältnisse nicht genau beurteilbar. **d** Durch Schwenken des Farbfensters in entgegengesetzte Richtung zum Schwarzweißbild wird ein günstiger Dopplerwinkel erreicht. Das Resultat ist eine optimale „Farbfüllung" des Gefäßes. B-Bild und Farbbild sind jetzt richtig eingestellt

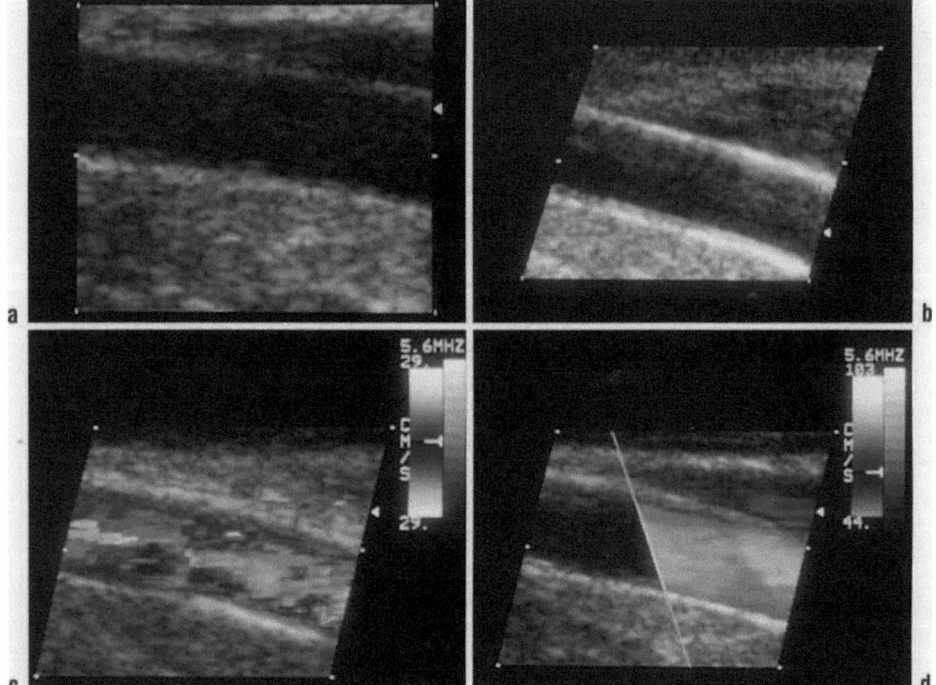

optimal, während dieser Winkel für das Farbbild – das den Dopplergesetzen unterworfen ist – denkbar ungünstig ist; hier strebt man einen Beschallungswinkel parallel zur Gefäßachse an. Nur ein einziger Puls und eine möglichst kurze Pulsdauer werden verwendet, um bei der Erstellung des B-Bildes eine möglichst gute axiale Auflösung zu erreichen, wohingegen eine längere Pulsdauer der Farbdarstellung zugute kommt („low flow setting", s.S. 23). Man kann das Echoimpulsprinzip und das Dopplerprinzip allerdings auch als komplementäre Verfahren verstehen, die sich in der Farbduplexsonographie ergänzen (Abb. 3.24).

B-Bild und Farbbild werden alternierend aufgebaut. Dies geschieht so rasch, daß der Bildwechsel auf dem Monitor für das menschliche Auge nicht mehr wahrnehmbar ist. Der Vorteil dieser technischen Vorgabe liegt darin, daß der Farbausschnitt unabhängig vom B-Bild geschwenkt werden kann (sog. „electronic beam stearing") (Abb. 3.25a-d). Der trapezförmige Farbausschnitt gewährleistet einen günstigen Schallwinkel, geht allerdings mit einer Verkleinerung der effektiven Apertur einher. Auch die Verstärkung für das B-Bild, **„gain"**, und das Farbbild, **„color gain"**, sind getrennt regelbar. Die **Globalverstärkung** erfolgt über den Gain-Regler jeweils linear, so daß schwächere Signale – gleichzeitig aber auch Hintergrundrauschen – stärker hervortreten. Eine **selektive Tiefenausgleichsverstärkung** ist mit der sog. „time gain compensation" (TGC) möglich. Hierdurch wird dem Umstand Rechnung getragen, daß Signale aus ferngelegenen Meßvolumina stärker abgeschwächt werden. Aus den genannten Gründen sollte zu Beginn einer Untersuchung zunächst das B-Bild optimiert (Gain, TCG, Fokus, Empfangsverstärker usw.) und erst im nächsten Schritt die Farbe zugeschaltet werden. In Grenzsituationen (z.B. schlechte transkranielle Beschallbarkeit) ist zu empfehlen, die B-Bildverstärkung möglichst weit zurückzunehmen, da dadurch die Qualität der Farbdarstellung eventuell noch gesteigert werden kann. Im Verlauf der weiteren Untersuchung braucht das B-Bild dann kaum noch verändert zu werden, während die technischen Parameter der Farbkodierung je nach Fragestellung immer wieder neu an die Strömungsbedingungen und die Verläufe der Gefäße angepaßt und optimiert werden müssen.

Im Gegensatz zu den dopplerabhängigen Verfahren („frequency domain processing", s.S. 21) wird die Strömungsgeschwindigkeit beim sog. **„time domain processing"** unabhängig vom Dopplereffekt mittels Laufzeit-

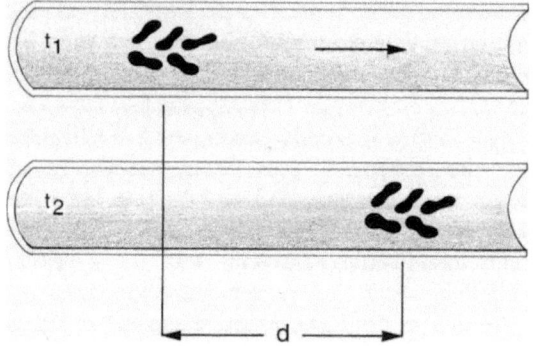

Abb. 3.26. Im Zeitabstand Δ (t_2-t_1) legt ein Ensemble von bewegten Schallreflektoren (Erythrozyten) eine Distanz d zurück. Da die Ausbreitungsgeschwindigkeit von Ultraschall in Weichteilgewebe bekannt ist, kann aus Δ (t_2-t_1) die Distanz d berechnet werden.

analyse ermittelt. Dabei wird die zeitliche Verschiebung von Echoreflexionsmustern analysiert, die durch Bewegung von Volumenelementen (d. h. Erythrozyten im Gefäßlumen) entsteht (Embree u. O'Brien 1985; Bonnefous u. Pesque 1986; Tegeler et al. 1991). Voraussetzung ist, daß man das spezifische Reflexionsmuster eines Erythrozytenensembles, das in einem Puls-Echo-Zyklus aufgezeichnet wird, im nächsten Empfangsimpuls (zeitversetzt) wiederfindet, um hieraus *dopplerunabhängig* die Strömungsgeschwindigkeit zu berechnen (Abb. 3.26). Dies gelingt mit Hilfe der Kreuzkorrelationsfunktion. Da das Time Domain Processing dopplerunabhängig arbeitet, können bei diesem Verfahren keine Alias-Effekte auftreten. Niedrige Strömungsgeschwindigkeiten können - zumindest theoretisch - ohne untere Nachweisgrenze dargestellt werden. Allerdings bereitet die Abbildung hoher Strömungsgeschwindigkeiten und Zonen mit gestörter Strömung (z.B. Wirbel) derzeit noch Probleme (Gardiner u. Fox 1989), und das Verfahren erfordert einen sehr hohen Rechenaufwand. Die Abhängigkeit vom Beschallungswinkel muß beim „time domain processing" genauso beachtet werden wie bei den dopplerabhängigen Verfahren.

Sicherheit

Bisher wurden bei Patienten keinerlei schädliche biologische Auswirkungen von Ultraschalldiagnostik beobachtet (American Institute of Ultrasound in Medicine 1988). Denkbar sind theoretisch bei Applikation sehr hoher Schallenergie thermische und mechanische (Kavitationen) Effekte. Bei der Echoimpulsdarstellung (B-Mode) wird aufgrund der kürzeren Pulsdauer sehr viel weniger Schallenergie appliziert als bei Dopplerverfahren mit längerer Pulsdauer und höherer Repetitionsfrequenz. Wenngleich bisher keinerlei Risiken bekannt geworden sind, gilt dennoch die Empfehlung, auch bei Ultraschalluntersuchungen nach dem **ALARA**-Prinzip („**a**s **l**ow **a**s **r**easonable **a**chievable") zu verfahren.

3.4 Sonden

Im Schallkopf wandeln piezoelektrische Kristalle elektrische Energie in mechanische um und umgekehrt; sie arbeiten abwechselnd als Sender und Empfänger. Für farbduplexsonographische Untersuchungen werden elektronische Schallköpfe verwendet, in denen mehrere (z.B. 64, 128 oder 288) piezoelektrische Schallwandler nebeneinander aufgereiht sind. Durch eine spezielle sequentielle elektronische Ansteuerung der einzelnen Kristalle können sektorförmige („*phased array*") oder rechteckige („*linear array*") Schnittbilder erzeugt werden.

Die Detailgenauigkeit eines Ultraschallbildes hängt vom axialen und lateralen Auflösungsvermögen ab. Die **axiale Auflösung** (in Ausbreitungsrichtung des Schalls) wird um so größer, je höher die Frequenz und je kürzer die Pulslänge (beim PW-Doppler) sind. Bessere Auflösung wird deswegen immer mit einer verringerten Untersuchungstiefe erkauft. Daher eignen sich Sonden, die mit niedriger Schallfrequenz betrieben werden (z.B. 2 MHz für transkranielle Applikation), zwar zur Darstellung tiefer gelegener Strukturen, verfügen aber im Vergleich mit höherfrequenten Sonden über ein schlechteres räumliches Auflösungsvermögen. Ein 7,5-MHz-Schallkopf weist bei einer Pulsdauer von etwa 0,5 Mikrosekunden

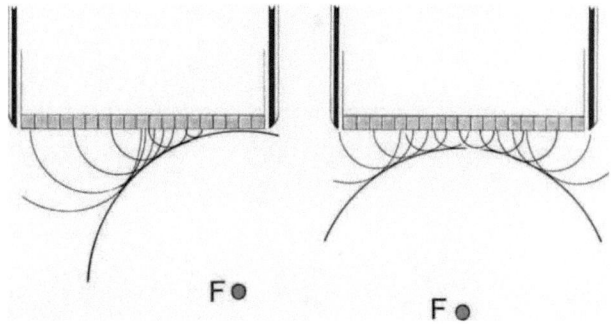

Abb. 3.27. Durch sequentielle Ansteuerung der einzelnen Kristalle entstehen aus Elementarwellen unterschiedlich konfigurierte Wellenfronten; hierdurch wird eine Fokussierung des Ultraschallbildes ermöglicht (*F* = Fokus)

eine axiale Auflösung von ca. 0,5 mm auf. Aufgrund der kürzeren Pulsdauer ist die axiale Auflösung des B-Bildes, das auf dem Echoimpulsprinzip basiert, 3- bis 5mal besser als die dopplerabhängige Farbbilddiskrimination. Daher ist die notwendige Eindringtiefe ins Gewebe letztlich ausschlaggebend für die Wahl der Schallfrequenz. Die **laterale Auflösung** (quer zur Schallachse) wird mit höherer Frequenz, kürzerem Fokus und größerer aktiver Schallkopffläche besser (Tabelle 3.3).

Je nach Fokussierung liegt die optimale Abbildungsqualität eines Schallkopfes im Nahbereich (z.B. 5 MHz, Short-focus-Sonde) oder weiter distal. Der Bereich zwischen Nahfeld (vor dem Fokus) und Fernfeld (hinter dem Fokus) liegt bei mechanischen Schallköpfen fest, bei Phased-array-Schallköpfen ist eine Verschiebung (Fokussierung) möglich (Abb. 3.27).

Die hier dargestellten farbduplexsonographischen Befunde wurden mit einem Phased-array-Scanner (HP SONOS 1000, Hewlett Packard Böblingen) und 3 verschiedenen Sondentypen (7,5-MHz-Linearsonde, 5-MHz-Sektorsonde, 2-2,5-MHz-Sektorsonde) erhoben.

Tabelle 3.3. Ortsauflösung der verwendeten Schallköpfe (Herstellerangaben)

Frequenz	axial [mm]	lateral [mm]	azimutal („elevation") [mm]
2,5 MHz (Fokuspunkt 6 cm)	1,5	2,3	2,9
7,5 MHz (Fokuspunkt 3 cm)	0,5	0,6	1,1

4 Karotiskreislauf

4.1 Untersuchungstechnik und Normalbefunde

Zunächst sollte man darauf achten, daß der Patient bequem gelagert ist. Der Kopf wird leicht überstreckt und bei entspanntem M. sternocleidomastoideus zur Gegenseite gedreht. Auch der Untersucher sollte eine ergonomische Haltung einnehmen und die Sonde mit aufliegendem Unterarm führen (Abb. 4.1).

Die Untersuchung des Karotiskreislaufs beginnt mit einer Querschnittsdarstellung der A. carotis communis. Da eine gewisse Standardisierung die Übersicht erleichtert, empfiehlt es sich, die medialen Halsabschnitte (z.B. Schilddrüse) so einzustellen, daß sie auf dem Monitor immer auf derselben Seite abgebildet werden. Durch Verschiebung nach distal gewinnt man Informationen über die Höhe der Karotisbifurkation, die topographische Beziehung zwischen der A. carotis interna und der A. carotis externa und darüber, ob beide Arterien perfundiert sind. Die Qualität des B-Bildes ist bei lotrechtem Beschallungswinkel optimal. Dagegen liefert eine gekippte Schnittebene eine bessere Farbdarstellung (s. 3.3). Je nachdem, ob hämodynamische oder morphologische Aspekte während der Untersuchung im Vordergrund stehen, kann die Schallachse bei Linearschallköpfen elektronisch gekippt (s. Abb. 3.25a-d) oder sonst durch entspre-

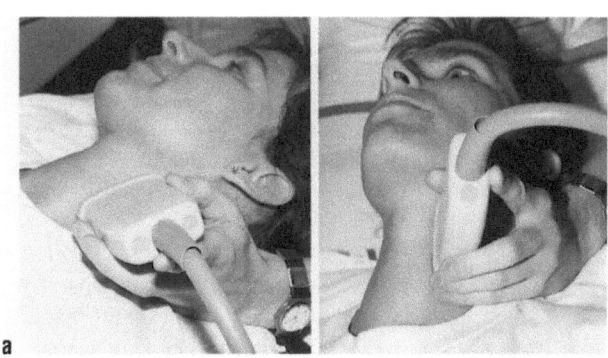

Abb. 4.1. a Sondenhaltung zur Darstellung der Karotisbifurkation. **b** Aufrichten der Ultraschallsonde zur Untersuchung der Vertebralarterie im V_2-Abschnitt

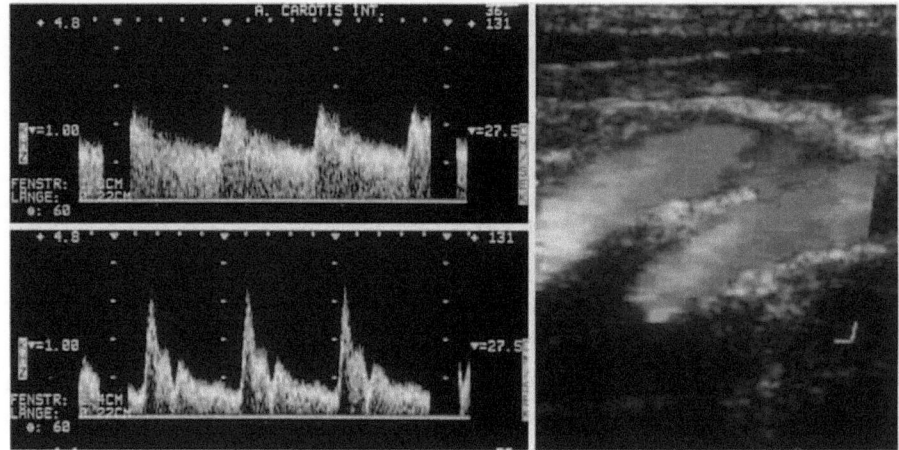

Abb. 4.2. Doppler-Frequenz-Zeit-Spektrum der A. carotis interna (*oben*) und A. carotis externa (*unten*)

chende Sondenhaltung in die gewünschte Winkelstellung gebracht werden. Durch Plazierung des Dopplermeßvolumens ist anhand der charakteristischen Frequenzspektren meist im Querschnitt bereits eine eindeutige Differenzierung beider Arterien möglich.

Auch die Längsschnittuntersuchung beginnt zunächst mit der Einstellung der A. carotis communis. Von hier aus versucht man durch Kranialverschiebung der Sonde die Bifurkation optimal darzustellen, wobei auf Grund der Querschnittsdarstellung bereits Anhaltspunkte über die günstigste Haltung der Schallsonde vorgegeben sind. Meist kommt die A. carotis interna sondennah, dorsolateral von der A. carotis externa gelegen, zur Darstellung (s. Abb. 1.2). Das Frequenzspektrum dieser Arterie ist durch einen hohen diastolischen Fluß mit entsprechend weichem Klangcharakter gekennzeichnet. Demgegenüber ist das akustische Signal der A. carotis externa infolge des höheren peripheren Widerstands der Halsweichteile. akustisch „peitschender", mit stärkerer Pulsatilität und niedrigerem diastolischem Fluß (Abb. 4.2). Zur Optimierung der Darstellung sollte man das Farbfenster schwenken, um einen möglichst optimalen (Farb-)Dopplerwinkel zu erreichen. Die A. carotis externa läßt sich auch ohne Dopplerfrequenzanalyse auf Grund der kurz hinter der Bifurkation abzweigenden Arterienäste (1. Ast: A. thyreoidea superior) eindeutig identifizieren (Abb. 4.3).

Da das Blut den Karotisbulbus nicht laminar, sondern helixartig durchströmt, entsteht unmittelbar am Abgang der A. carotis interna eine Rezirkulationszone (Abb. 4.4, s. Abb. 4.3). Die in bezug zur Duplexsonde

Abb. 4.3. Normalbefund einer Karotisbifurkation. A. carotis interna mit blauer Separationszone, A. carotis interna mit abzweigender A. thyreoidea superior. Die etwas hellere Farbe signalisiert höhere Strömungsgeschwindigkeit in der A. carotis externa

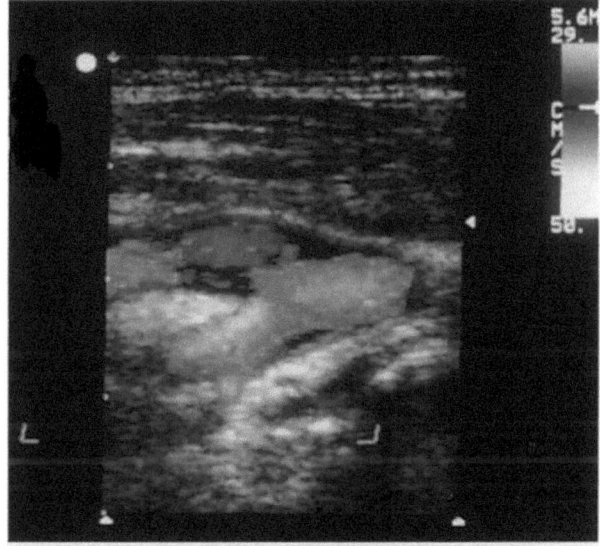

Abb. 4.4. Rezirkulationszone in der A. carotis interna in Höhe des Bulbus

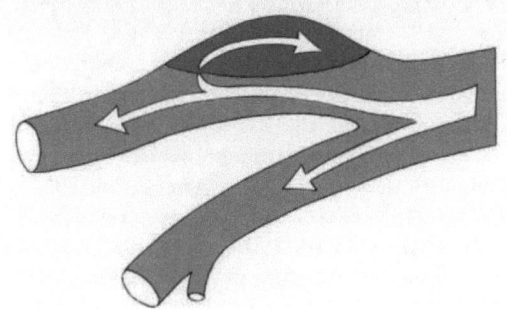

retrograde Strömung in dieser Zone ist ein charakteristisches Kennzeichen des Bulbus. Die Größe dieser Zone hängt nach experimentellen Studien mit Glasröhrenmodellen vom Verhältnis des Flusses in der A. carotis communis und der A. carotis externa ab (Polak et al. 1990). Üblicherweise entsteht die Ablösungszone an der äußeren Wand der A. carotis interna genau der A. carotis externa gegenüberliegend. Farbduplexsonographische Studien bei gesunden Probanden haben gezeigt, daß die Rezirkulation zeitlich unmittelbar nach dem systolischen Spitzenfluß ihr Maximum erreicht (Steinke et al. 1990a). Der Abgang der A. carotis communis vom Truncus brachiocephalicus rechts bzw. von der Aorta auf der linken Seite ist mit Hilfe der 5-MHz-Sonde darstellbar. Zu diesem Zweck wird die Arterie nach proximal zurückverfolgt. Mitunter ist es hilfreich, den Kopf durch Unterpolsterung der Schulter etwas zu überstrecken.

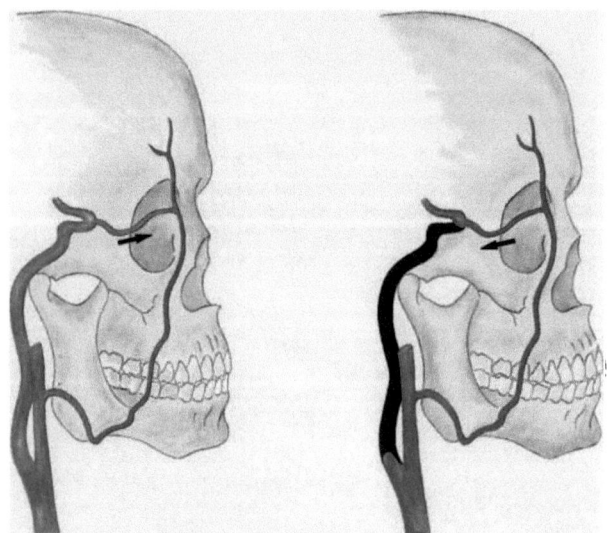

Abb. 4.5. Die Ophthalmikakollaterale. Umkehrung der Strömungsrichtung in der A. supratrochlearis bei hochgradigen Obstruktionen der A. carotis interna proximal vom Abgang der A. ophthalmica

Zu einer vollständigen Untersuchung des extrakraniellen Karotiskreislaufs gehört die Darstellung der A. ophthalmica. Die Ophthalmicaperfusion stellt ein wesentliches Kriterium für die Klassifikation höhergradiger Karotisstenosen dar; außerdem untermauert eine retrograde Strömung in den periorbitalen Arterien die Diagnose eines Karotisverschlusses. Man benutzt hierzu eine Stiftsonde (z.B. 8 MHz), die im Augenwinkel aufgesetzt wird: normalerweise strömt das Blut in der A. ophthalmica auf die Sonde zu (Abb. 4.5). Eine Kompression von Externaästen (A. temporalis, A. facialis) hat keinen Effekt oder führt zu einer kompensatorischen Beschleunigung des Blutflusses in den periorbitalen Arterien. Retrograde Perfusion der A. ophthalmica weist mit großer Sicherheit auf eine hochgradige Stenose oder einen Verschluß der A. carotis interna hin, der proximal vom Ursprung der A. ophthalmica lokalisiert ist. Um eine Verwechslung in Zusammenhang mit einer Schlingenbildung auszuschließen, muß dieser Befund durch Kompression von Externaästen, die eine Strömungsabnahme in der A. supratrochlearis bewirkt, abgesichert werden. Ein „Nullfluß" als Resultat eines fehlenden Druckgradienten zwischen dem Strombahngebiet der A. carotis externa und der A. carotis interna ist ebenfalls durch Kompression von Externaästen zu verifizieren.

4.2 Pathologische Befunde im vorderen Hirnkreislauf

4.2.1 Klassifikation von Stenosen

Arteriosklerotische Stenosen der A. carotis interna sind fast immer in Bifurkationsnähe lokalisiert. Da die Arterie hier eine physiologische Erweiterung aufweist, können Plaques im Bulbusabschnitt ein beträchtliches Ausmaß annehmen, ohne daß es zu einer kritischen Lumeneinengung kommt. Je nachdem, ob ein lokaler oder ein distaler Stenosegrad zugrunde gelegt wird, können die prozentualen Angaben der Lumeneinengung sehr unterschiedlich ausfallen (Abb. 4.6). Es ist durchaus möglich, daß bei einer lokalen Verengung des Bulbusquerschnitts um 50% noch kein stenosierender Effekt im Vergleich zum distal davon gelegenen Arterienabschnitt vorliegt. Ferner ist zu beachten, daß eine Verengung des Arteriendurchmessers um 50% eine Reduktion der Querschnittsfläche (Area stenosis) um 75% bedeutet (Tabelle 4.1). Da arteriosklerotische Plaques in der Regel exzentrische Lumeneinengungen verursachen, setzt die Beurteilung eines Stenosegrades mit Hilfe bildgebender Verfahren eine Untersuchung in mehreren Ebenen voraus.

Für die Beschreibung einer Stenose existieren verschiedene Klassifikationsmöglichkeiten, denen entweder doppler- oder duplexsonographische Kriterien zugrunde liegen. Die Beurteilung des Stenosegrades auf der Basis des Dopplerfrequenzspektrums (Tabelle 4.2) ist zuverlässig und hat sich in der Praxis bewährt (Widder et al. 1986, 1988). Die Untersuchung der A. ophthalmica spielt dabei eine wesentliche Rolle (s. Abb. 4.5). Bei kontralateralem Karotisverschluß sind die in Tabelle 4.2 dargestellten Kriterien zur Quantifizierung einer Karotisstenose nicht mehr ohne weiteres anwendbar, da es in dieser Situation, bedingt durch kollaterale Perfusionssteigerung, zu einer zusätzlichen Strömungsbeschleunigung kommen kann (s. Abb. 7.15).

Eine Quantifizierung auf morphologischer Basis ist möglich, indem das Restlumen der verengten Arterie im Quer- oder Längsschnitt ausgemessen wird (Abb. 4.7). Eine kritische Reduktion der Förderkapazität der A. carotis interna ist bei einem Durchmesser des Restlumens von weniger als 2 mm zu erwarten. Farbe als „Kontrastmittel" zu benutzen und als Grundlage für die Vermessung des

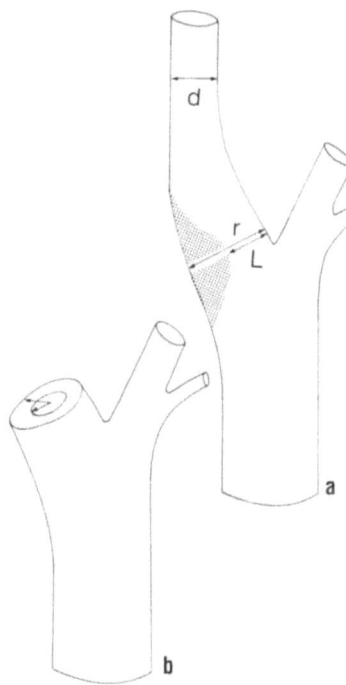

Abb. 4.6. a Schematische Darstellung einer Karotisstenose im Bulbusabschnitt (*d* distaler Querschnitt, *L* Querschnitt des Restlumens, *r* lokaler Gefäßquerschnitt). **b** Reduktion des Gefäßdurchmessers um 50% bedeutet eine Reduktion der Querschnittsfläche um 75%

Tabelle 4.1. Korrelation zwischen Querschnitts- und Flächenstenose

Querschnittsreduktion [%]	Flächenreduktion [%]
1-15	1-35
16-49	36-74
50-79	75-95
80-99	96-99

Tabelle 4.2. Klassifikation von Karotisstenosen (Nach Widder et al. 1986)

	Stenosegrad (bezogen auf den distalen Gefäßdurchmesser)			
	Stenose < 50 %	mittelgradig	hochgradig	subtotal
Morphologisch	ca. 50 %	ca. 70 %	> 90 %	
Max. systolische Frequenz[a]	< 4 kHz	> 4 kHz	> 7 kHz	variabel
Frequenzspektrum	normal	„spectral broadening", kein „systol. Fenster"	ausgeprägte Turbulenzen	variabel
Poststenotische Strömung			vermindert	stark vermindert
A. ophthalmica		orthograd	Nullfluß oder retrograd	
Farbduplex			Lumeneinengung mit umschriebener Aufhellung des Farbspektrums („jet"), zunehmende poststenotische Wirbelbildung	

[a] bei 4 MHz Sendefrequenz entsprechen 4 kHz bei einem Schallwinkel von 50° ca. 120 cm/s

Restlumens heranzuziehen, ist nicht unproblematisch. Des öfteren wird die Beurteilbarkeit durch Schallschatten beeinträchtigt. Außerdem setzt die Vermessung der Farbfläche im Gefäßlumen voraus, daß langsame Strömung in Wandnähe (s. Abb. 3.10) erfaßt und in Farbe umgesetzt wird. Man muß deswegen trotz schneller Strömung im stenosierten Lumen eine relativ niedrige Pulsrepititionsfrequenz einstellen und bei Querschnittsmessungen darauf achten, daß die Schallachse mit der Gefäßachse nicht einen 90-Winkel bildet. Andernfalls wird das Restlumen unterschätzt. Da Farbpixel eine bestimmte (technisch vorgegebene) Größe haben und auch Wandvibrationen Farbpunkte erzeugen (Middleton et al. 1989), werden filiforme Stenosen unterschätzt, wenn die Farb„kontrastierung" als einziges Kriterium dient. Der Vorteil der Vermessung von Querschnittsflächen, die in vivo nur mit Hilfe der (Farb-) Duplexsonographie möglich ist, liegt darin, daß auch exzentrische Lumeneinengungen zuverlässig quantifiziert werden können (s. Abb. 4.7, 7.3). Der Farbduplexbefund korreliert deswegen sehr gut mit der histopathologischen Quantifizierung (Alexandrov et al. 1993). Die Farbtiefe im stenosierten Gefäßabschnitt (hellere Töne bei höherer

Abb. 4.7. Berechnung des lokalen Stenosegrades auf der Basis der Querschnittsfläche. Voraussetzung ist eine gute Beurteilbarkeit des ursprünglichen Gefäßlumens im B-Bild (*hier*: Flächenstenose von ca. 70%)

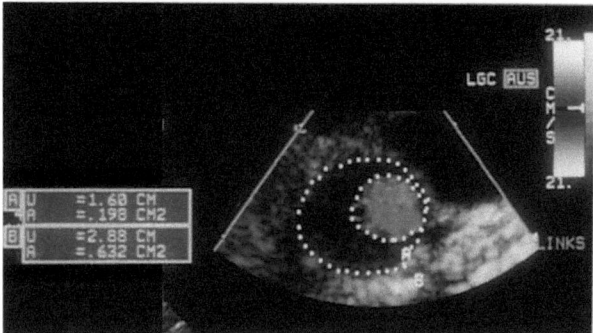

Geschwindigkeit) gibt einen groben Anhaltspunkt, ist aber zu einer differenzierteren Beurteilung der Strömungsgeschwindigkeit im Bereich der Lumeneinengung nicht geeignet.

Letztlich muß man sich darüber im klaren sein, daß eine Beurteilung des Stenosegrades bei aller Sorgfalt nur mit einer begrenzten Genauigkeit möglich ist. Der Untersucher muß mit den Vor- und Nachteilen der unterschiedlichen Quantifizierungsverfahren vertraut sein und vor allem immer angeben, welches er jeweils angewandt hat. Im Vergleich zum Angiogramm sind Meßfehler von 10 % einzukalkulieren. Deswegen sind die in Tabelle 4.1 angegebenen Stenosegrade („mittelgradig", „hochgradig", „subtotal") bewußt nicht scharf als Prozentzahl formuliert. Auch für die Angiographie gilt, daß die Übereinstimmung verschiedener Untersucher um so niedriger ist, je mehr Klassifikationskategorien benutzt werden (Chikos et al. 1983): Selbst bei einem relativ groben, jedoch allgemein gängigen Klassifikationsschema (Stenosegrad der A. carotis interna: 1-24%, 25-49%, 50-74%, 75-99%, 100%) betrug die Untersucherübereinstimmung lediglich 73%. Unter klinischen Gesichtspunkten ist diese Ungenauigkeit gegenwärtig dann problematisch, wenn ein Patient mit einer höhergradigen Stenose (z.B. 70%) fälschlicherweise einer niedrigeren Kategorie zugeordnet wird (s. Kap.8).

Zur Beurteilung des Verlaufs sollten die Stenose und die für die Klassifikation wesentlichen Meßwerte (systolische Maximalfrequenz, enddiastolische Maximalfrequenz und Querschnittsreduktion) im (Video-) Bild dokumentiert werden. Auf diese Weise sind Befundveränderungen, die für die weitere Behandlung bedeutsam sein können, exakt zu rekonstruieren.

4.2.2 Plaquemorphologie

Arteriosklerotische Wanderkrankungen - vorzugsweise im Bereich der Karotisgabel - haben neben hämodynamischen Risiken besondere Bedeutung für die Entstehung arterioarterieller Hirnembolien. Daher hat es nicht an Versuchen gefehlt, einzelne „Plaquetypen" im Ultraschallbild zu differenzieren und zu klassifizieren, um auf diese Weise mehr oder weniger gefährliche Läsionen zu unterscheiden.

Es ist bekannt, daß die embolische Gefahr nicht nur vom Stenosegrad und der Progredienz, sondern auch von der Morphologie der Plaques abhängt. Der wichtigste Faktor für ein erhöhtes Schlaganfallrisiko ist anerkanntermaßen die Einblutung in Plaques. Sie wird im Operations-

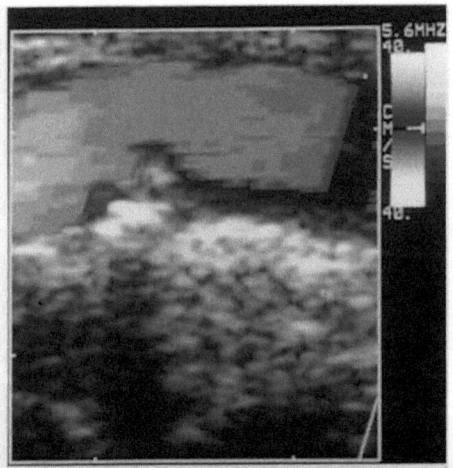
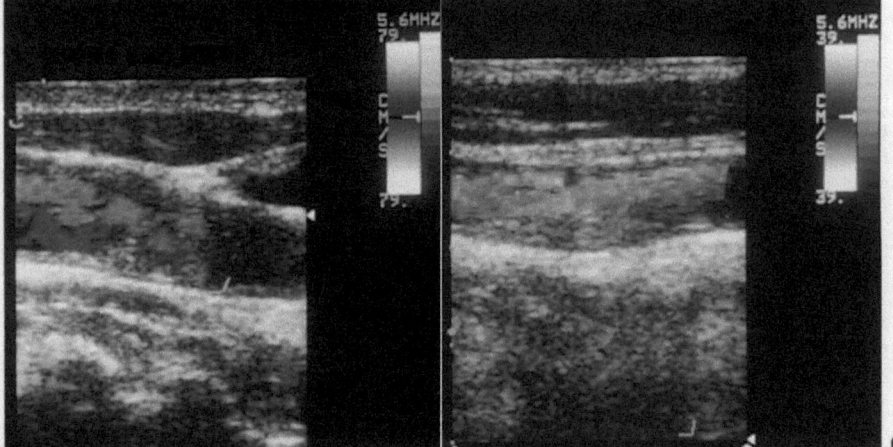

Abb. 4.8. a Spornartig ins Gefäßlumen der A. carotis communis hineinragende echoreiche Plaque mit dahinterliegendem Schallschatten verursacht distal einen kleinen Strömungswirbel (blau). **b** Homogene, relativ echoarme Plaque mit Kraterbildung. Dahinter blau kodierte Strömungsanteile infolge von Verwirbelungen. **c** Langstreckige, breit aufliegende Plaque mit homogenem Binnenmuster

präparat bei symptomatischen Patienten bis zu 6mal häufiger beobachtet als in asymptomatischen Fällen (Lusby et al. 1982; Abu Rahma et al. 1990). Der sonographische Nachweis einer frischen Hämorrhagie ist in größeren Serien mit einer Sensitivität von 72-91% und mit einer Spezifität von 65-88% möglich (Reilly et al. 1983; O'Donnel et al. 1985; Bluth et al. 1986; Widder et al. 1990). Histologische Studien zeigen, daß sich Lipidablagerungen und autolytisches atheromatöses Material mit 7,5- oder 10-MHz-Sonden ebenfalls echoarm darstellen. Da sowohl Einblutungen als auch aufgebrochene Lipid- und Cholesterindepots Ausgangspunkte für arterioarterielle Embolien oder lokale Thrombusbildung sein können, wird echoarmen inhomogenen Plaques besondere pathogenetische Bedeutung beigemessen (Bock u. Lusby 1992). Zudem hat sich gezeigt, daß rasch progrediente Stenosen mit heterogener Plaquestruktur korreliert sind (Widder 1992; Langsfeld et al. 1989).

Auch von Ulzerationen und Kraterbildungen soll eine besondere Gefährdung ausgehen. Patienten mit tieferen Ulzerationen (2-4 mm) entwickeln häufiger neurologische Symptome (Johnson et al. 1982). Über die Zuverlässigkeit, mit der diese Wandveränderungen duplexsonographisch nachgewiesen werden können, sind die Meinungen allerdings geteilt: Die Sensitivität schwankt zwischen 29 und 93% [Übersicht bei Merritt u. Bluth (1992)]. Es wurde daher vorgeschlagen, auf den pathoanatomischen Begriff „Ulzeration" ganz zu verzichten und besser von der Schallstruktur der Plaqueoberfläche zu sprechen (Woodcock et al. 1992).

Mit Hilfe der Farbdarstellung ist die Oberflächenstruktur von Plaques besser beurteilbar (Abb. 4.8a-c). Dies gilt besonders für echoarme Plaque (Abb. 4.9). Auch umschriebene herzzyklusabhängige hämodynami-

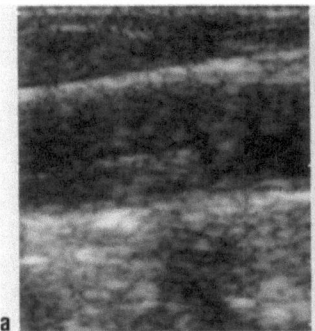
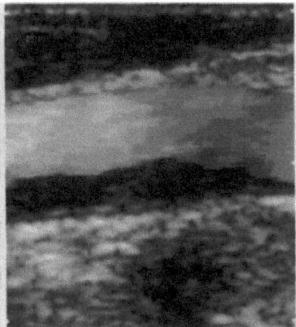

Abb. 4.9a,b. Langstreckige echoarme Plaque, die nur durch die Konturen der Farbdarstellung klar hervortritt. **a** B-Bild, **b** dieselbe Schnittebene mit Farbdarstellung

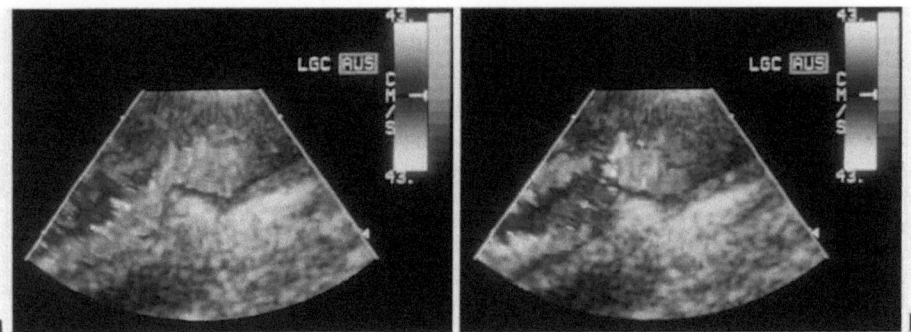

sche Störungen, die von Plaques verursacht werden, sind farbduplexsonographisch sichtbar (Abb. 4.10). Dabei ist jedoch zu berücksichtigen, daß das räumliche Auflösungsvermögen der Farbbilder generell viel geringer ist als die B-Bildauflösung. Die Detailgenauigkeit des Farbbildes hängt außerdem sehr davon ab, welche technischen Untersuchungsparameter gewählt werden. Besonders da, wo langsame Strömungen und Verwirbelungen auftreten, sind Auslöschphänome zu erwarten, die nicht als echoarme Plaqueanteile fehlgedeutet werden dürfen (s. Abb. 7.13). Aussagekräftige Studien, die den Wert der Farbduplexsonographie hinsichtlich der Oberflächenbeurteilung exakter belegen, stehen bislang noch aus. Die kürzlich ausgewertete NASCET-Studie hat darüber hinaus gezeigt, daß auch die Beurteilung der Plaqueulzeration im Angiogramm verglichen mit der intraoperativen Beobachtung keine zufriedenstellende Übereinstimmung aufweist (Streifler et al. 1991).

Abb. 4.10a,b. Abhängig vom Herzzyklus entsteht hinter der Plaque eine Rezirkulationszone. **a** diastolisch, **b** systolisch

Abb. 4.11a,b. Unterschiedliche Form und Binnenstruktur des gleichen Thrombus, bedingt durch unterschiedliche technische Parameter. **a** 7,5-MHz-Linearsonde, **b** 5-MHz-Sektorsonde (*JV* V. jugularis, *CCA* A. carotis communis)

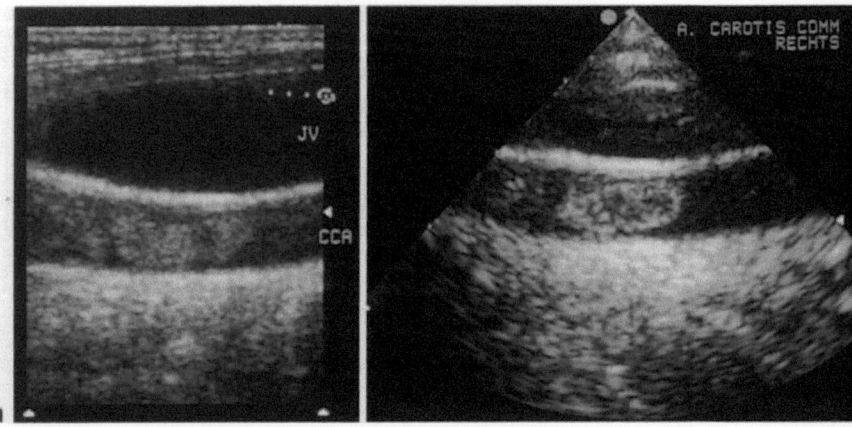

Tabelle 4.3. Empfohlene Begriffe zur Beschreibung der Plaquemorphologie

Oberfläche	glatt / unregelmäßig begrenzt
	durchgehend / unterbrochen
	Nischenbildung (mm Ausdehnung)
Binnenecho	
Dichte	echoreich / echoarm
	Schallschatten
Verteilung	homogen / inhomogen
	feines / grobes Echomuster

Es ist bekannt, daß die Klassifikation der Plaques untersucherabhängig variiert und gerätetechnische Gegebenheiten eine erhebliche Rolle spielen. Stellungnahmen zur Gefährlichkeit von Plaques, die auf der Ultraschallmorphologie basieren, sind daher sehr zurückhaltend zu formulieren. Die Abbildung 4.11 zeigt unterschiedliche Erscheinungsbilder desselben Thrombus, abhängig von der verwendeten Schallsonde. Es überrascht deswegen nicht, daß in die Beurteilung der Plaquemorphologie subjektive Faktoren eingehen und eine zuverlässige interindividuelle Reproduzierbarkeit nicht gegeben ist (Widder et al. 1988). Die Beschreibung von Plaques sollte daher rein deskriptiv nach Binnenecho und Oberflächenstruktur erfolgen (Tabelle 4.3). Im Grunde werden im Duplexbild nicht das Gewebe selbst, sondern Impedanzunterschiede an Grenzflächen abgebildet. Das B-Bild ist deswegen genau genommen ein Impedanzsprungbild. Der Untersucher muß sich darüber im klaren sein, daß die sonographische Struktur nicht unbedingt der histologischen entspricht. Begriffe wie z.B. „bröckelig", „fibrös" oder gar „giftig" sind deswegen unangebracht (s. 9.1).

Zusammenfassend sei gesagt, daß die sonographische Analyse der Plaquestruktur nach gegenwärtiger Auffassung zusätzliche Gesichtspunkte für die Beurteilung des Schlaganfallrisikos liefert. Widder et al. (1992) registrierten bei rasch progredienten Stenosen mehr als 4mal so viele TIA und Hirninfarkte als bei Patienten mit nichtprogredienten Stenosen. Heterogene vorwiegend echoarme Plaques neigten eher zur Progression. Definitive Zusammenhänge zwischen spezifischen Plaquetypen und zerebralen Insulten existieren bislang allerdings nicht. Es ist auch durchaus denkbar, daß die Entwicklung der Plaques nicht linear verläuft und daß sich primär harmlos anmutende Wandveränderungen abrupt verändern und in gefährliche Läsionen umwandeln.

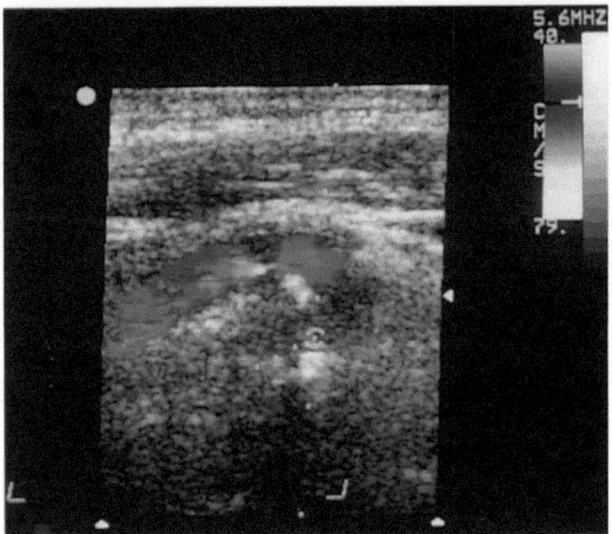

Abb. 4.12. Hochgradige Stenose der A. carotis interna, die durch eine echoarme Plaque verursacht wird. Im Zentrum der Stenose Ausbleichen des Farbsignals („jet"), dahinter blau dargestellte Rezirkulationszone

4.2.3 Stenosen und Verschlüsse des extrakraniellen Karotiskreislaufs

Da die farbkodierte Duplexsonographie die Identifikation von Strömungsstörungen – sozusagen auf einen Blick – in der gesamten Schnittebene erlaubt, fallen **Karotisstenosen** in der Regel unmittelbar ins Auge. Meist muß zunächst die obere Grenzfrequenz der Farbskala auf höhere Werte eingestellt werden, um störende Alias-Effekte im Bereich der maximalen Strömungsbeschleunigung zu beseitigen oder zumindest zu reduzieren. Ort und Ausmaß der maximalen Lumeneinengung sind dann unmittelbar erkennbar: Im verengten Segment bleicht das Farbsignal „jet-artig" aus, dahinter entstehen Strömungswirbel mit retrograden Flußanteilen (Abb. 4.12). Das Meßvolumen kann dann gezielt positioniert werden, um an der engsten Stelle die für die Klassifikation der Stenose wesentlichen hämodynamischen Parameter (s. Tabelle 4.1) zu messen. Außerdem empfiehlt es sich, den Farbausschnitt dem Flußvektor so weit als möglich anzupassen (s. Abb. 3.25a-d), um Auslöschungsphänomene in Folge eines ungünstigen Beschallungswinkels zu verhindern (s. Abb. 7.13a,b). Bei höhergradigen Stenosen sind Alias-Effekte aufgrund hoher Strömungsgeschwindigkeiten unvermeidlich, so daß auf dem Monitor ein rot-blau-weiß gesprenkeltes Farbmuster erscheint (s. Abb. 5.6). Um folgenschwere Verwechslungen zu vermeiden, muß man mit Hilfe des Doppler-Frequenz-Zeit-

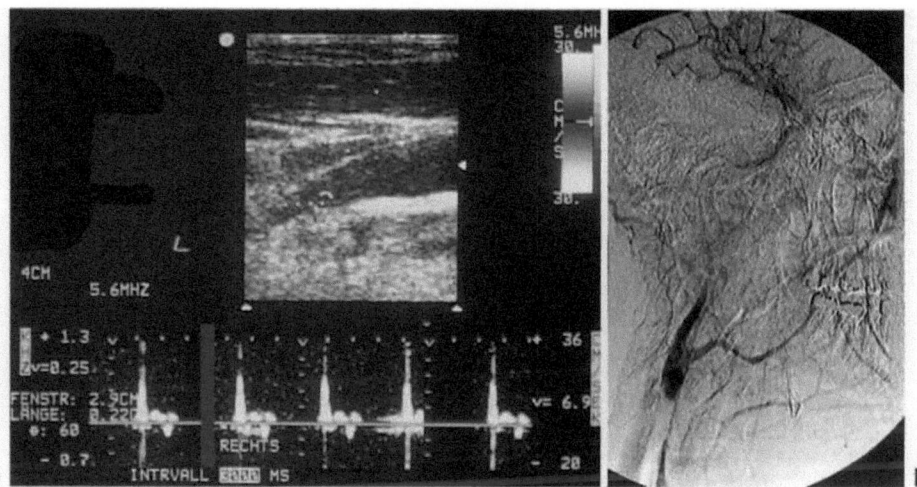

Abb. 4.13a,b. Traumatische Dissektion der A. carotis interna. **a** Sonographisch ist das spitz zulaufende Lumen erkennbar, außerdem das dopplersonographische Verschlußsignal. **b** Angiogramm

Spektrums differenzieren, ob die A. carotis interna oder A. carotis externa betroffen ist. Selten entsteht eine Strömungsbeschleunigung durch eine Stenose der A. thyreoidea superior oder durch Hyperperfusion bei Hyperthyreose.

Für **subtotale Stenosen** gelten farbduplexsonographisch dieselben physikalisch-technischen Grundsätze wie für die konventionelle Dopplertechnik. Auch hier ist darauf zu achten, daß das Wandfilter möglichst niedrig eingestellt wird, um Reststrômung in einem filiformen Restlumen noch zu erfassen. In jedem Fall sollte zusätzlich das Doppler-Frequenz-Zeit-Spektrum zur Hilfe herangezogen werden.

Für die Diagnose eines extrakraniellen **Karotisverschlusses** existieren verläßliche duplexsonographische Kriterien. Als typisch gelten Binnenreflexionen, die durch thrombotisches Material im Lumen der Arterie entstehen. Querpulsationen fehlen, statt dessen sind mitunter Längspulsationen und eine Engstellung des Gefäßes zu beobachten. Letztendlich muß die Diagnose eines Arterienverschlusses mit dem gepulsten Doppler durch Nachweis des „Verschlußsignals" (Abb. 4.13) gesichert werden. Probleme bereiten erfahrungsgemäß frische Thromben, die echoarm sein können, und sehr hochgradige Stenosen, die man mit einem Verschluß verwechselt.

Durch die farbkodierte Duplexsonographie wird die Diagnose eines Arterienverschlusses erleichtert, weil die Strömungsinformation, die bisher mit dem Spektraldoppler Punkt für Punkt zusammengesucht werden mußte, unmittelbar auf einen Blick in der gesamten Schichtebene

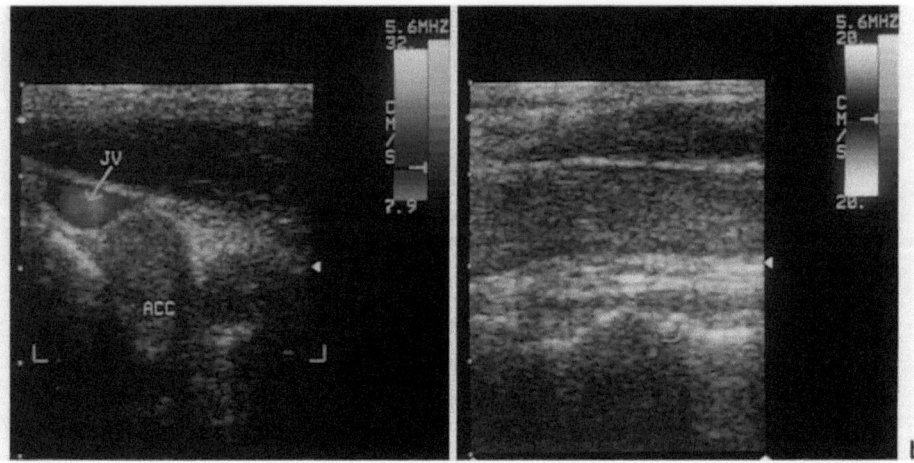

dargestellt ist. Ein Verschluß der A. carotis communis ist bereits im Querschnittsbild sofort erkennbar, da das farblose Lumen der Arterie in Kontrast zur durchströmten V. jugularis steht (Abb. 4.14). Im Verlauf von Karotis-interna-Verschlüssen bleibt am Ursprung der Arterie häufig ein mehr oder minder langer „Bildsack" offen. In diesen Stumpf dringt während der Systole Blut vor, das diastolisch wieder zurückschwappt. Dadurch entsteht ein charakteristisches Farbsignal, das diagnostisch wegweisend ist (Abb. 4.15). Die Strömung im Arterienstumpf kann bei frischen Verschlüssen noch in proximale Thrombusanteile vordringen und farbduplexsonographisch sichtbar sein. Hierdurch sind Verwechslungen mit subtotalen Stenosen möglich. Nicht selten wird die A. carotis interna bei einem Verschluß der A. carotis communis über die A. carotis externa kollateral versorgt (Abb. 4.16). Bifurkations-

Abb. 4.14. Homogenes, echoarmes thrombotisches Material verschließt die A. carotis communis (*ACC*). Demgegenüber ist die durchströmte Jugularvene (*JV*) gut erkennbar; Querschnitt (**a**) und Längsschnitt (**b**)

Abb. 4.15. Verschluß der A. carotis interna. Umkehrung der Strömung im Gefäßstumpf (sog. „Blindsackphänomen"). Distal davon verschließt homogenes, echoarmes thrombotisches Material das Lumen

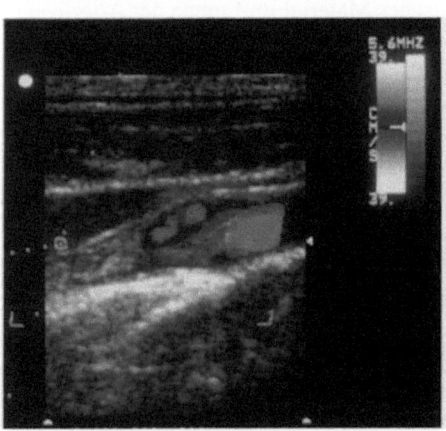
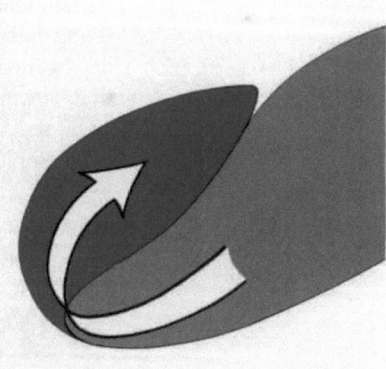

Pathologische Befunde im vorderen Hirnkreislauf

nahe Abschnitte der A. carotis externa werden in diesem Fall retrograd durchströmt. In der Initialphase eines embolischen Karotisverschlusses ist mitunter eine herzzyklusabhängige flottierende Bewegung des noch nicht wandständigen Embolus erkennbar. Bevor ein kompletter Verschluß der A. carotis communis eintritt, beobachtet man bei hochgradigen Abgangsstenosen oder bei Obstruktion des Truncus brachiocephalicus mitunter einen Pendelfluß in der A. carotis communis oder der A. carotis interna. Bei oberflächlicher Betrachtung erscheint die Farbdarstellung zunächst normal – im Dopplerfrequenzspektrum ist der pathologische Befund jedoch unmittelbar augenfällig. Der Pendelfluß setzt eine gute Kollateralisation voraus (s. Abb. 5.14). Je nach den individuellen Druckverhältnissen kann die hämodynamische „Wasserscheide" in der A. carotis interna (Abb. 4.16b) oder auch in der A. carotis communis beobachtet werden. In der A. carotis externa kommt kein Pendelfluß zustande, weil hier distal keine großkalibrigen Kollateralen bestehen.

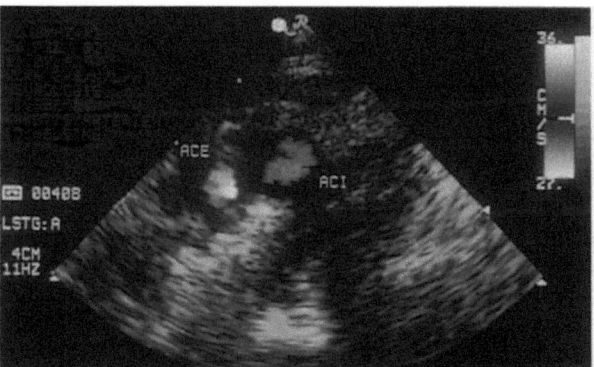

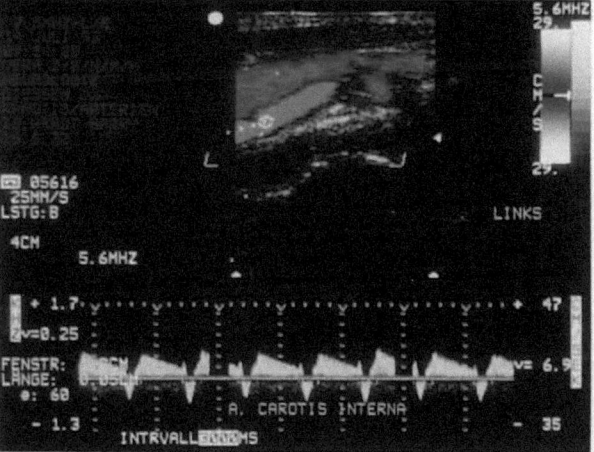

Abb. 4.16. a Verschluß der A. carotis communis. Schnittebene distal des Bulbus. Kollaterale Versorgung der A. carotis interna (*ACI*) aus der A. carotis externa (*ACE*). Beachte die retrograde Perfusion in der A. carotis externa (blau).
b Pendelfluß in der A. carotis interna infolge einer hochgradigen Abgangsstenose der A. carotis communis. *Beachte:* normale Farbdarstellung bei eindeutig pathologischem Dopplerfrequenzspektrum

Unter pragmatischen therapeutischen Gesichtspunkten kommt es in erster Linie darauf an, höhergradige Stenosen (70%) zu erfassen und Verschlüsse von Pseudookklusionen zu differenzieren, da letztere noch potentiell operabel sind.

Typisch für **Karotisdissektionen** ist ein spitz zulaufendes Lumen (Abb. 4.17). Hierbei ist jedoch zu beachten, daß auch unter physiologischen Bedingungen der Eindruck einer Lumenverjüngung entstehen kann, wenn die Gefäßachse aus der Schallschnittebene herausläuft. Die lokalen hämodynamischen Auswirkungen einer Dissektion, die sehr unterschiedlich sein können, sind mit Hilfe der Farbkodierung unmittelbar ersichtlich. Bei Verschlüssen ist das oben beschriebene Blindsackphänomen zu erwarten. Es kann in Folge einer lokalen Verengung auch zu einer Strömungsbeschleunigung kommen. Im Gegensatz zu kurzstreckigen arteriosklerotischen Stenosen kann

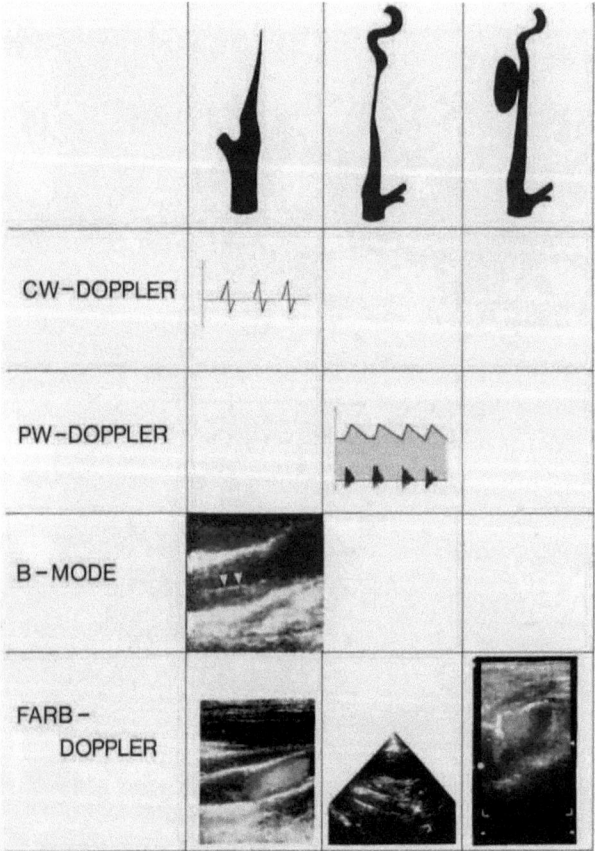

Abb. 4.17. Ultraschallbefunde bei Karotisdissektionen

Pathologische Befunde im vorderen Hirnkreislauf

die Strömungsgeschwindigkeit nach dem Hagen-Poiseuille-Gesetz bei langstreckigen Stenosen und unverändertem Druckgradienten abnehmen. Bei langstreckigen Dissektionen, die meist die A. carotis interna betreffen, muß daher mit langsamer Strömung im Restlumen gerechnet werden. Ein regelrechtes „falsches Lumen" wird bei Dissektionen der A. carotis communis beobachtet, die meistens ihren Ausgang vom Aortenbogen nehmen. In solchen Fällen ist die Strömung im falschen Lumen mitunter farbduplexsonographisch nachweisbar (Steinke et al. 1990b). Zur Darstellung schädelbasisnaher Karotisdissektionen sind Sektorsonden besonders geeignet, weil damit auch hinter dem Kieferwinkel gelegene Abschnitte der A. carotis interna erfaßt werden (s. Abb. 7.6). Die Abbildung 4.17 gibt einen allgemeinen Überblick über Ultraschallbefunde bei Dissektionen hirnversorgender Arterien (Kaps et al. 1992b).

Arteriosklerotische Gefäßwanderkrankungen führen nicht nur zu Einengungen, es kommt auch zu einer vermehrten Schlängelung (s. Abb. 7.1a-c) und zu einer Erweiterung der Hirnarterien (dilatative Arteriopathie). Charakteristisch für dieses Krankheitsbild ist eine gestörte Strömung, verbunden mit niedrigen Flußgeschwindigkeiten.

Farbduplexsonographische Untersuchungen können dazu beitragen, die Vaskularisationsverhältnisse **raumfordernder Prozesse** in der Halsregion abzuklären. Die Vaskularisation des Tumors selbst, aber auch das Ausmaß der Kompression und Verdrängung benachbarter Gefäße sind dabei von Interesse. Im glücklichsten Fall entpuppt sich ein „pulsierender Tumor" im Kieferwinkel als ein ungewöhnlich großer, relativ oberflächlich gelegener Karotisbulbus. Strömungsbeschleunigungen in einem Externaast können Anlaß zur Fehldiagnose einer

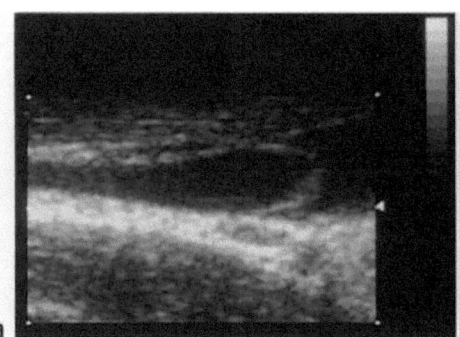
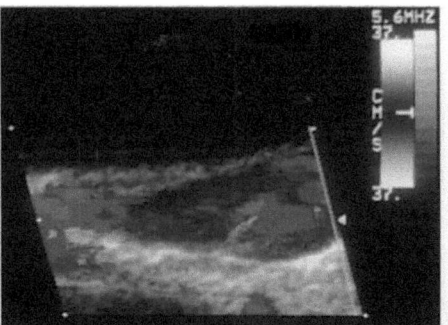

Abb. 4.18a,b. Venenklappen an der Einmündung der V. jugularis in die V. brachiocephalica. B-Bild (**a**) und Farbduplexsonographie (**b**)

Stenose der A. carotis interna sein. Differentialdiagnostisch kommen eine hypervaskularisierte Struma, eine arteriovenöse Fistel oder, selten, auch Tumorgefäße (s.S. 91) in Betracht (s. Abb. 7.5).

Patienten mit einem nicht fortgeleiteten Strömungsgeräusch in der lateralen Halsregion werden meist unter dem Verdacht einer Karotisstenose zur Abklärung überwiesen. In seltenen Fällen werden diese Auskultationsbefunde von Klappen der V. jugularis verursacht (Abb. 4.18). Der Nachweis dieser venösen Klappen ist mit konventionellem B-Mode problemlos möglich, Farbe liefert hier diagnostisch in der Regel keine weitergehenden Informationen.

5 Vertebraliskreislauf

5.1 Untersuchungstechnik und Normalbefunde

Der Ultraschalldiagnostik im vertebrobasilären Kreislauf wurde im Vergleich zur Untersuchung der Karotiden vielfach eine geringere Bedeutung beigemessen. Zum einen mit dem Argument, daß hier die therapeutischen Möglichkeiten begrenzt seien, zum anderen auch deswegen, weil die Ultraschalldiagnostik in diesem Hirngefäßterritorium, bedingt durch die anatomischen Verhältnisse, technisch schwieriger ist. Das diagnostische Interesse am vertebrobasilären Kreislauf ist mit Einführung der Farbduplexsonographie neu belebt worden. Aufgrund der topographischen Voraussetzungen und der damit verbundenen Erfordernisse hinsichtlich der Sondentechnik ist es sinnvoll, die verschiedenen Abschnitte des vertebrobasilären Systems gesondert zu besprechen.

Die Darstellung des **interforaminären** Abschnittes (V_2) der A. vertebralis erfolgt zunächst im Längsschnitt mit einer Sendefrequenz von 5 oder 7,5 MHz. Zwischen den Schallschatten der Querfortsätze der Halswirbelkörper läßt sich die Arterie in der Regel problemlos segmental darstellen und im Verlauf nach kranial verfolgen (Abb. 5.1). Auch die in gegenläufiger Richtung durchströmte V. vertebralis, die mitunter einen plexusartigen Charakter hat, ist mit der farbkodierten Duplexsonographie meist gut zu erkennen. Neben der Beurteilung des Frequenzspektrums, das Hinweise auf eine distale Strömungsbehinderung liefern kann, ist auch eine Quantifizierung des Gefäßkalibers möglich. Üblicherweise findet man den foraminalen Abschnitt der A. vertebralis, indem man zunächst die A. carotis communis aufsucht und dann die Sonde nach dorsal schwenkt. Mitunter ist es günstig, durch leicht verstärkten Sondendruck die Halsweichteile etwas zu komprimieren, um so die Darstellungsqualität zu verbessern. Der Kopf des Patienten ist dabei leicht zur Gegenseite gedreht (s. Abb. 4.1). Da die Strömungsgeschwindigkeit in den Vertebralarterien meist niedriger liegt als in den

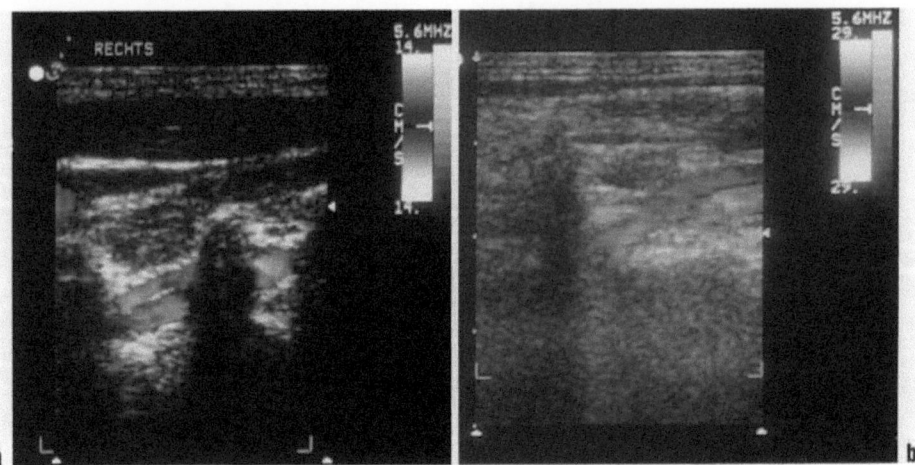

Karotiden, muß das Gerät auf eine niedrigere Pulsrepetitionsfrequenz eingestellt werden (Abb. 5.2).

Zur Untersuchung des **Vertebralisursprungs** (V_1) sind Sektorschallsonden mit niedrigerer Schallfrequenz (5 MHz) besonders geeignet, da hiermit tiefer gelegene Strukturen besser abgebildet werden können. Es empfiehlt sich, die A. vertebralis distal aufzusuchen und dann den prävertebralen Abschnitt bis zur A. subclavia zurückzuverfolgen. Ein geschlängelter Gefäßverlauf kann diese Vorgehensweise erschweren. Durch oszillierende Kompression der Atlasschlinge läßt sich die A. vertebralis korrekt identifizieren. Um eine Verwechslung mit dem Truncus thyreocervicalis zu vermeiden, der einen recht charakteristischen bogenförmigen Verlauf nimmt (Abb. 5.3), kann man zusätzlich die Schilddrüse oszillierend komprimieren. Die Untersuchung des Vertebralisabgangs sollte in jedem Fall auch die Registrierung des Dopplerfrequenzspektrums beinhalten. Hierbei wird das

Abb. 5.1a,b. Interforaminärer Verlauf der A. vertebralis. **a** Die Querfortsätze der Wirbel sind als dunkle Schallschatten dargestellt. **b** Vor Eintritt in das Foramen transversarium von HWK6 kreuzen A. (rot) und V. vertebralis (blau)

Abb. 5.2a,b. Zur Untersuchung der Vertebralarterien sollte die obere Grenzfrequenz auf niedrige Werte eingestellt werden. Durch eine zu hoch eingestellte PRF entsteht sonst fälschlich der Eindruck einer fehlenden Perfusion. **a** Obere Grenzfrequenz bei 18 cm/s; **b** identische Schnittebene, aber obere Grenzfrequenz auf 7,5 cm/s eingestellt

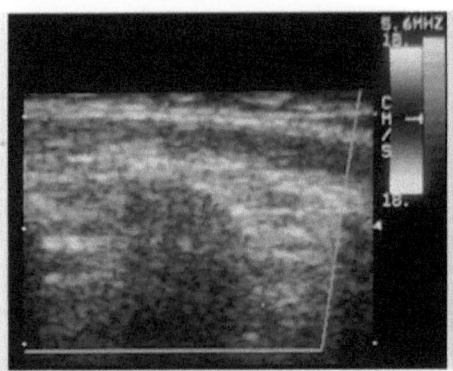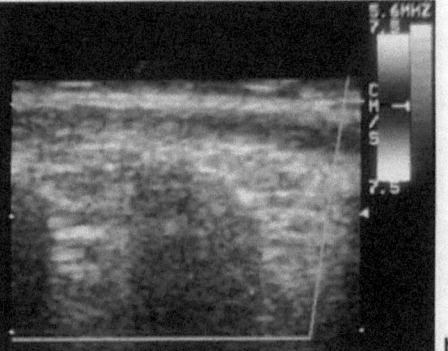

Abb. 5.3. Der Truncus thyreocervicalis ist durch einen bogenförmigen Verlauf charakterisiert

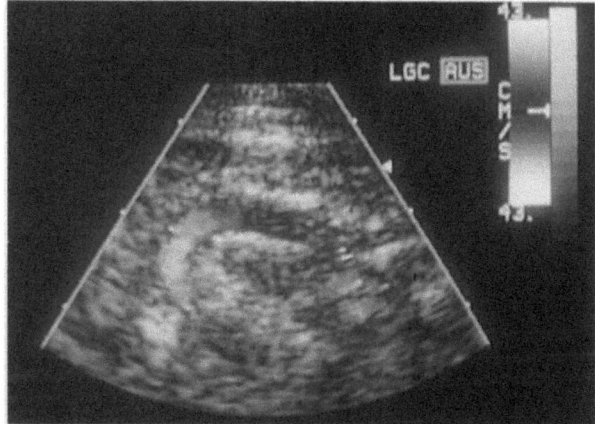

Abb. 5.4. A. subclavia mit typischem Dopplerfrequenzspektrum. Die Kompression des Oberarms verursacht charakteristische Oszillationen im Spektrum

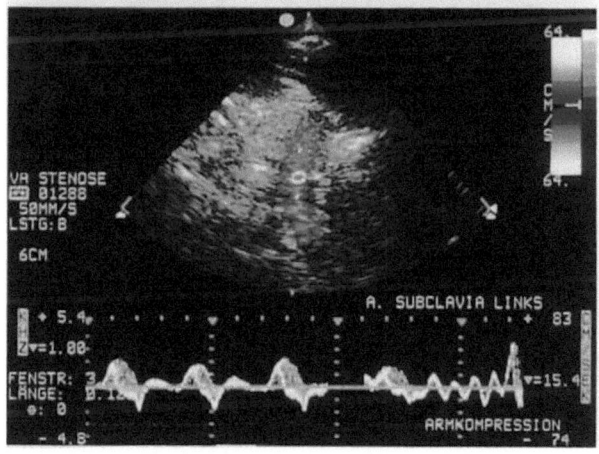

Meßvolumen kontinuierlich von der A. subclavia in das V_1-Segment bewegt. Es ist auch möglich, zunächst die A. carotis communis nach proximal zu verfolgen und dann mit der Sonde nach lateral auf den prävertebralen Abschnitt der A. vertebralis zu schwenken. Rechts ist der Vertebralisursprung, bedingt durch die anatomischen Gegebenheiten (s.1.1; Abb.1.1) besser darstellbar als links (Tabelle 5.1).

Die A. subclavia ist aufgrund ihres Kalibers und ihres charakteristischen Dopplerspektrums gut zu identifizieren (Abb. 5.4). Fortgeleitete Weichteilpulsationen können im Bereich des Aortenbogens störende Artefakte erzeugen. Man sollte daher die technischen Untersuchungsparameter so einstellen, daß langsame Bewegungen in der Farbumsetzung weniger gewichtet werden (untere Grenzfrequenz auf höhere Werte einstellen).

Zur Darstellung der **Atlasschlinge** (V_3) wird der 5-MHz-Schallkopf direkt unterhalb und etwas hinter dem

Tabelle 5.1. Farbduplexsonographische Darstellbarkeit der einzelnen Abschnitte des vertebrobasilären Systems (n = 87; R = rechts; L = links)

Segment	Nachweisbarkeit [%]	
	R	L
V1	92	83
V2	100	99
V3	92	92

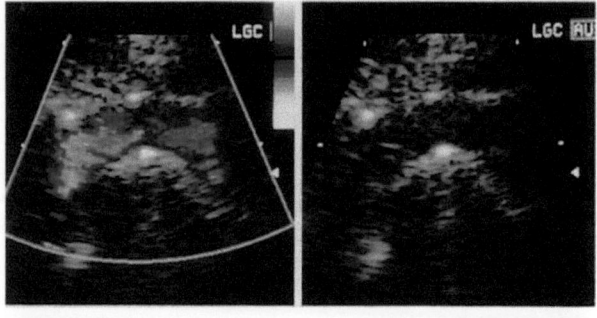

Abb. 5.5. Atlasschlinge. Proximaler Schenkel (blau) und distaler Schenkel (rot). Rechts dieselbe Schnittebene ohne Farbkodierung

Mastoid aufgesetzt. Die Sonde wird in Richtung kontralaterale Orbita bei leicht zur Gegenseite gedrehtem Kopf ausgerichtet. Auf diese Weise läßt sich die Atlasschlinge mit zuführendem und abführendem Schenkel meist in einer horizontalen Schichtebene darstellen (Abb. 5.5). Im proximalen Abschnitt fließt das Blut auf die Sonde zu, distal davon weg. Es sei am Rande vermerkt, daß bei der konventionellen bidirektionellen Dopplersonographie meist nicht die Atlasschlinge selbst, sondern das nach lateral konvexbogige Vertebralarteriensegment in Höhe HWK 2 dargestellt wird (v. Reutern u. Büdingen 1989).

Der weitere intrakranielle Verlauf der Vertebralarterien bis zur A. basilaris kann mit einem 2,0- oder 2,5-MHz-Sektorschallkopf verfolgt werden (s. 6.2).

Die Tabelle 5.1 zeigt, zu welchem Prozentsatz die einzelnen Abschnitte der vertebrobasilären Strombahn farbduplexsonographisch darstellbar sind. Dabei ist zu beachten, daß in anatomisch schwierigen Fällen, in denen eine Darstellung mit dem 7,5-MHz-Schallkopf nicht mehr möglich war, eine 5-MHz-Sektorsonde noch diagnostisch brauchbare Befunde lieferte. Andere Autoren kommen zu vergleichbaren Ergebnissen (Trattnig et al. 1990). Bartels et al. (1991) führte vergleichende Untersuchungen mit konventioneller und farbkodierter Duplexsonographie durch und konnte zeigen, daß die Farbduplexsonographie insbesondere im Bereich der Atlasschlinge eindeutig bessere Ergebnisse liefert. Dies gilt nach eigenen Erfahrungen auch für das linke V_1-Segment. Die Vertebralarterie ist auf der linken Seite kaliberstärker als rechts. Es ist außerdem bekannt, daß Hypoplasien häufiger die rechte A. vertebralis betreffen. Bei Messungen der Strömungsgeschwindigkeit in der Atlasschlinge ist zu berücksichtigen, daß geringe Unterschiede der Winkelkorrektur erhebliche Auswirkungen auf das Meßergebnis haben können (s. Abb. 3.16).

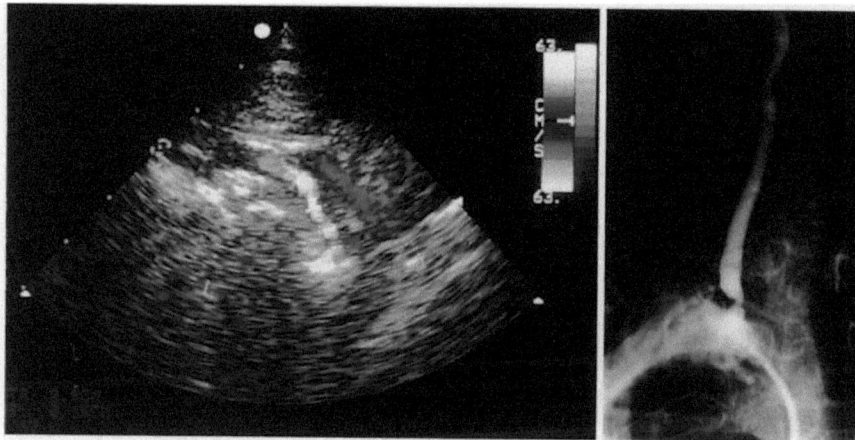

Abb. 5.6a,b. Vertebralisabgangsstenose. **a** Im Bereich der stärksten Lumeneinengung Alias-Phänomen, V. vertebralis blau. **b** Angiogramm

Abb. 5.7a,b. Dissektion der A. vertebralis. **a** Langstreckige Stenosierung des V_1-Segmentes. Die echoarme Wandverdickung (*Pfeile*) ist Folge der Einblutung. **b** Angiographie

5.2 Stenosen und Verschlüsse des hinteren Hirnkreislaufs

Die Prädilektionsstelle für arteriosklerotische Prozesse im hinteren Hirnkreislauf ist der Ursprung der Vertebralarterien. Deswegen kommt der gezielten Darstellung dieses Abschnittes besondere Bedeutung zu.

Die Strömungsveränderungen in Folge von **Vertebralisabgangsstenosen** sind farbduplexsonographisch augenfällig (Abb. 5.6). Eine Klassifikation des Stenosegrades ist anhand des Dopplerfrequenzspektrums näherungsweise möglich; allerdings existieren hier keine allgemein validierten Kriterien wie im Karotiskreislauf. Außerdem ist über die Ultraschallmorphologie von Verte-

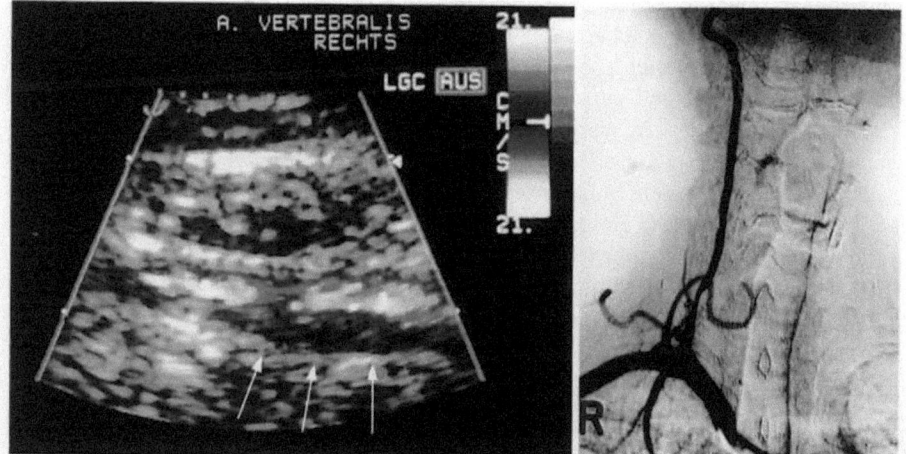

bralisabgangsstenosen wenig bekannt, da kaum Operationspräparate zur Verfügung stehen, die man zum Vergleich heranziehen könnte. Für eine Quantifizierung des residualen Lumens ist die Farbkodierung nur mit Einschränkungen geeignet (s.S. 97). Hier sollte man, wenn möglich, auch auf das B-Bild zurückgreifen.

Stenosen auf arteriosklerotischer Grundlage spielen im prävertebralen oder im interforaminären Verlauf quantitativ eine untergeordnete Rolle. In diesem Abschnitt zielt die farbduplexsonographische Untersuchung darauf ab, das Kaliber der Vertebralarterien zu bestimmen, einseitige Hypoplasien zu erkennen und komplette Verschlüsse nachzuweisen. Längerstreckige Kaliberunregelmäßigkeiten mit segmentalen Einengungen, die mehrere Abschnitte des Vertebraliskreislaufs erfassen können, lenken den Verdacht auf eine Dissektion (Abb. 5.7).

Um einen **Verschluß** der A. vertebralis diagnostizieren zu können, müssen verschiedene Kriterien erfüllt sein. Voraussetzung ist zunächst die eindeutige interforaminäre Darstellung der nichtpulsierenden Arterie im B-Bild. Farbduplexsonographisch wegweisend ist ein fehlendes Farbsignal in der A. vertebralis bei guter Darstellbarkeit der V. vertebralis (Abb. 5.8). Die Grenzfrequenz der Farbskala muß dabei auf niedrigste Geschwindigkeiten eingestellt werden („low flow setting"!), um auch sehr langsame Strömung noch erfassen zu können (s. Abb. 5.2). Darüber hinaus sollte die Diagnose des Vertebralarterienverschlusses durch eine gezielte dopplersonographische Registrierung weiter abgesichert werden. Fehlende Farbdarstellung der A. vertebralis im Schnittbild ist als Kriterium *keinesfalls* ausreichend für die Diagnose eines Verschlusses. Bei ungünstigen anatomischen Gegebenheiten bewährt sich die Verwendung einer 5-MHz-Sektorsonde, da hier im Vergleich zu höherfrequenten Schallköpfen der Ultraschall tiefere Gewebsschichten erreicht. Ferner kann die Diagnose „Vertebralisverschluß" durch Untersuchung der Atlasschlinge untermauert werden. Proximale Vertebralisverschlüsse werden oft durch kräftige Kollateralen aus den aszendierenden Halsarterien kompensiert (Abb. 5.9, s. Abb. 7.8). Diese Umgehungskreisläufe sind farbduplexsonographisch augenfällig. Durch oszillierende Kompression der Atlasschlinge lassen sich Strömungssignale in den Kollateralen modulieren (Abb. 5.10); bei Hyperventilation kommt es in den aszendierenden Halsarterien zu einer Abnahme des diastolischen Flusses als Beweis dafür, daß es sich um hirnversorgende Arterien handelt.

Abb. 5.8. Vertebralisverschluß. Während die V. vertebralis (blau) gut erkennbar ist, stellt sich das Lumen der A. vertebralis farblos dar. Entsprechend findet sich dopplersonographisch ein Verschlußsignal. *Beachte*: obere Grenzfrequenz der Farbskala auf niedrigste Werte eingestellt

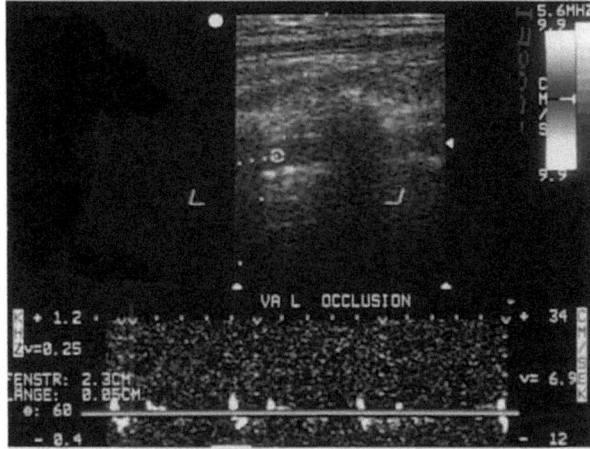

Abb. 5.9. Kräftige Kollaterale aus einem interforaminalen Vertebralissegment bei Takayasu-Syndrom. Der Wirbelquerfortsatz im Bildmittelpunkt ist echoarm

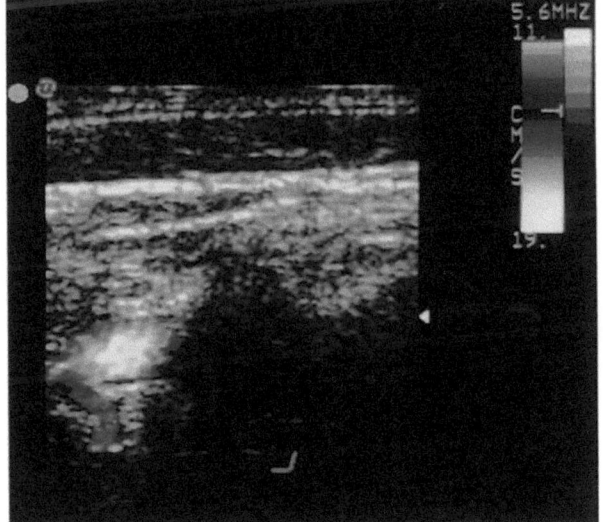

Es besteht keine allgemeine Übereinkunft darüber, ab wann eine Vertebralarterie als hypoplastisch zu bezeichnen ist. Entsprechend schwanken auch die Häufigkeitsangaben. Trattnig et al. (1990) fanden 4 von 84 untersuchten Vertebralarterien hypoplastisch. Als Kriterium legten sie farbduplexsonographisch eine fadenförmige Restströmung im interforaminären Abschnitt bei fehlender Nachweisbarkeit im konventionellen B-Bild zugrunde. Delcker et al. (1992) fanden in 1,9% der Fälle Hypoplasien (Durchmesser 2 mm). Die Dopplerströmungskurve hypoplastischer Vertebralarterien kann normal sein oder eine stark verminderte diastolische Strömung aufweisen.

56 Vertebraliskreislauf

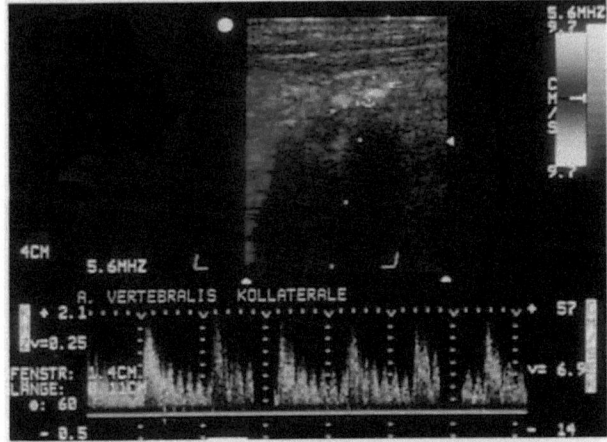

Abb. 5.10. Vertebralarterienverschluß. Die Blutströmung in einer aszendierenden Muskelarterie mit Kollateralfunktion ist durch Kompression der Atlasschlinge modulierbar

Abb. 5.11. Basilarisverschluß. Kräftiges Kaliber der A. vertebalis in Höhe der Atlasschlinge kontrastiert mit einem dopplersonographisch nachweisbaren Verschlußsignal

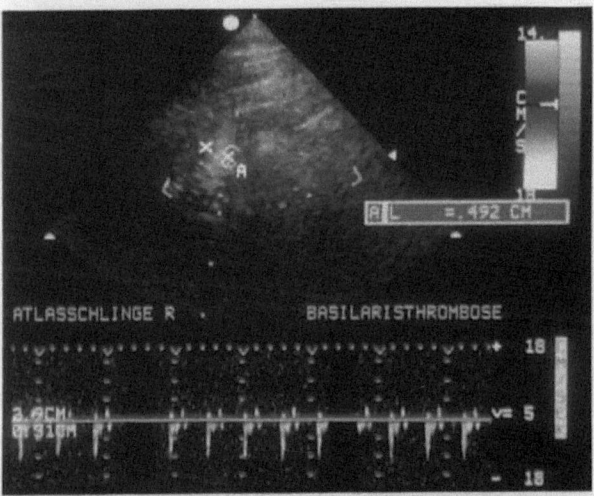

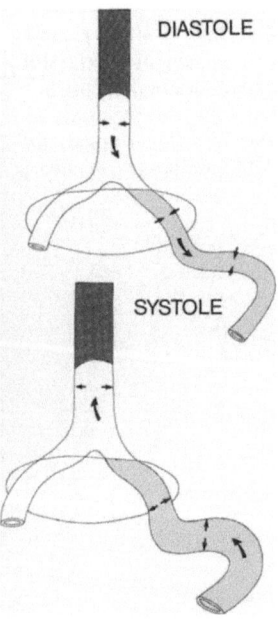

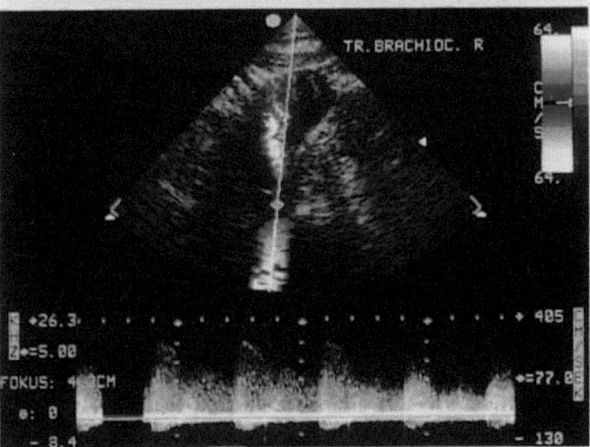

Abb. 5.12. Stenose des Truncus brachiocephalicus. Alias-Phänomen (blauweißliche Flecken distal der Stenose). Mit Hilfe des CW-Dopplerverfahrens sind in diesem Falle auch sehr hohe Strömungsgeschwindigkeiten ohne Alias-Phänomen erfaßbar

Stenosen und Verschlüsse des hinteren Hirnkreislaufs

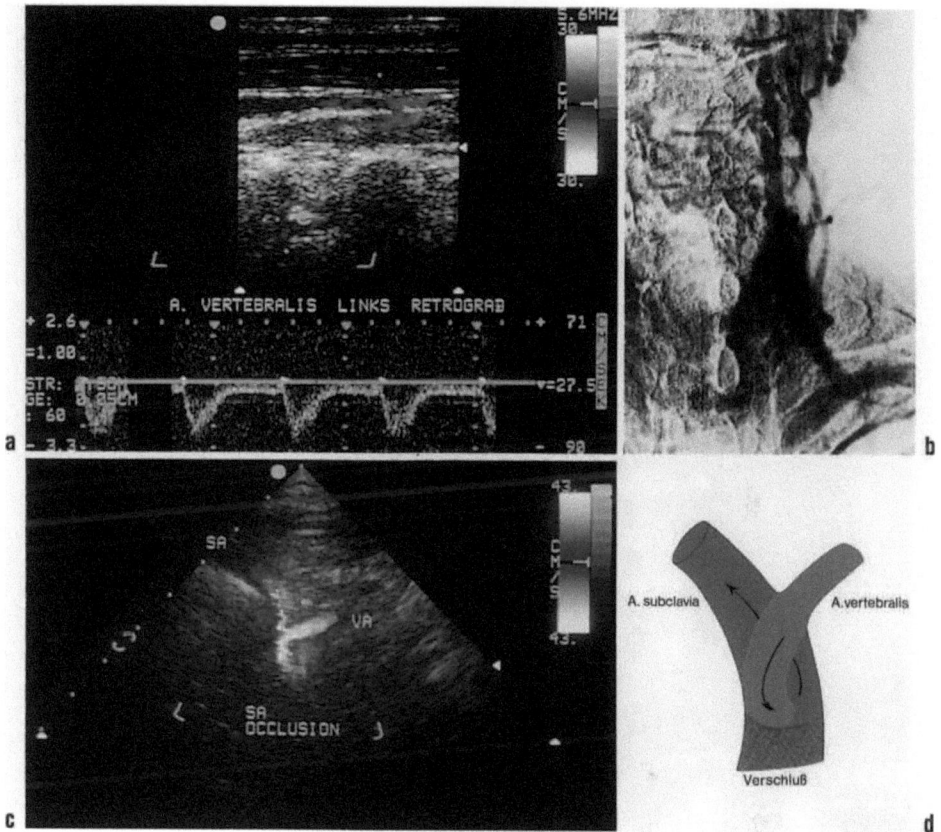

Abb. 5.13a-d. Subclavian-steal-Phänomen. **a** Retrograde (blau) Durchströmung der A. vertebralis. **b** Die Angiographie zeigt den Stumpf der A. subclavia sowie den Vertebralisursprung. **c** Die retrograd (rot) perfundierte A. vertebralis versorgt über die A. brachialis (blau) den linken Arm entsprechend der schematischen Darstellung (**d**)

Die Diagnose ist auch nur dann gerechtfertigt, wenn alle Abschnitte der Vertebralarterie hypoplastisch sind. Ansonsten ist an eine Dissektion zu denken.

Anhand indirekter Kriterien läßt die Untersuchung der Atlasschlinge Rückschlüsse auf einen **Basilarisverschluß** zu. Hier kontrastiert das kräftige, pulsierende Kaliber der Arterie mit einem dopplersonographischen Stumpfsignal (Abb. 5.11), das auf die distale Strömungsbehinderung hinweist.

Subclavian-steal-Phänomene sind Folge von proximalen Verschlüssen und Stenosen der A. subclavia oder des Truncus brachiocephalicus (Abb. 5.12). Meist wird hierdurch keine neurologische Symptomatik verursacht. Farbduplexsonographisch ist die retrograde Perfusion der A. vertebralis unmittelbar erkennbar (Abb. 5.13). Weitere Tests (z.B. Oberarmkompression) sind in der Regel nicht erforderlich. Differentialdiagnostisch ist allenfalls eine Vene in Betracht zu ziehen. Mit

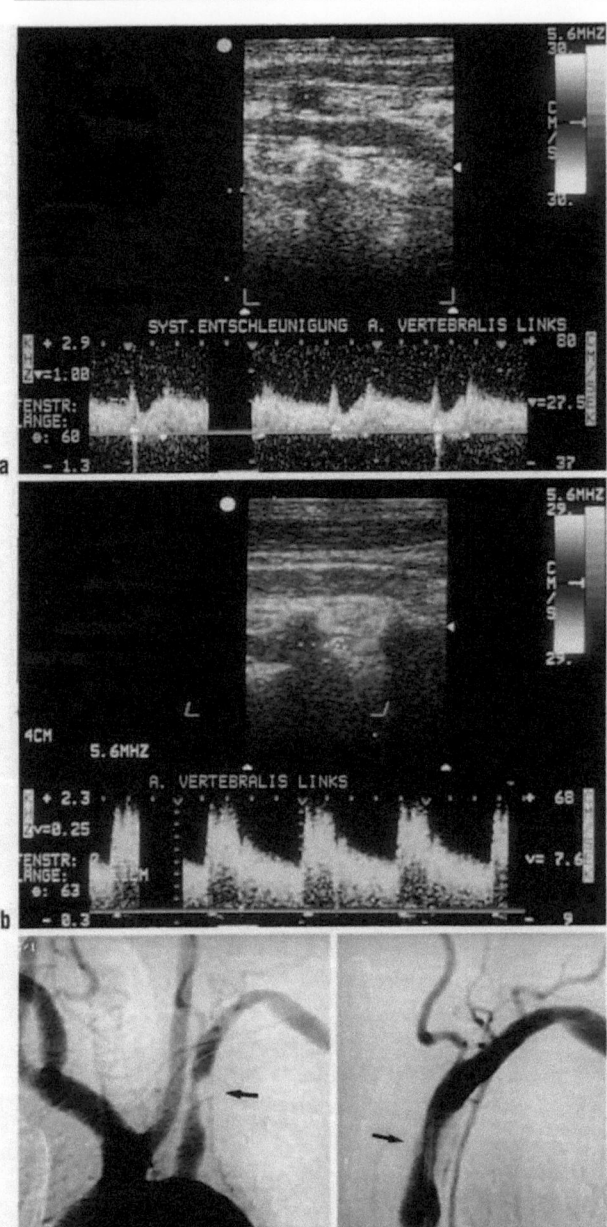

Abb. 5.14a-c. Subklaviastenose links. **a** Das pathologische Perfusionsmuster (sog. systolische Entschleunigung) ist nur durch Analyse der Dopplerstrompulskurve möglich, das Farbsignal erscheint normal. **b** Normalisierung der Strompulskurve nach einer perkutanen transluminalen Angioplastie (PTA). **c** Angiogramme vor PTA (*links*) und danach (*rechts*). Der *Pfeil* zeigt das erkrankte Gefäßsegment

Abb. 5.15. Takayasu-Syndrom: farbduplexsonographisch normaler Befund der rechten Vertebralarterie. Die pathologische Perfusionssituation (fehlende Pulsatilität) kann nur anhand des Dopplerfrequenzspektrums diagnostiziert werden

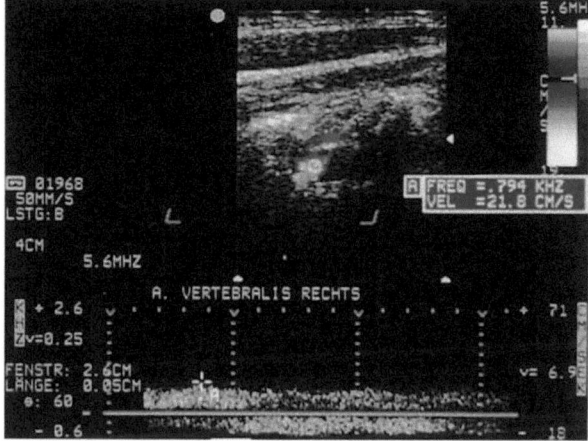

Hilfe einer horizontalen Schnittbilddarstellung des Foramen occipitale (s. 6.2.1) sind beide Schenkel des vertebralen Überlaufs nebeneinander zu sehen.

Ein orthogrades Farbsignal ersetzt nicht den selektiven Einsatz des gepulsten Dopplers. Dies gilt besonders für den vertebrobasilären Kreislauf. Frühstadien eines „subclavian steal" sind beispielsweise nur anhand des Dopplerfrequenzspektrums erkennbar und nicht am Farbsignal, das lediglich einen orthograden Fluß anzeigt (Abb. 5.14). In seltenen Fällen liegen trotz eines Subklaviaverschlusses orthograde Strömungsverhältnisse in der A. vertebralis vor. Auch hier ist das pathologische Dopplerfrequenzspektrum diagnostisch wegweisend (Abb. 5.15).

6 Transkranielle Farbduplexsonographie

Nur an bestimmten, besonders dünnwandigen Stellen der Schädelkalotte vermag der gepulste Ultraschall den Knochen zu durchdringen. Diese „akustischen Knochenfenster" lassen sich mit Hilfe der Diaphanoskopie veranschaulichen (Abb. 6.1a). Dem Knochenfenster der Temporalschuppe kommt die größte praktische Bedeutung zu. Weiter existieren noch akustische Zugänge über den Orbitatrichter (transsphenoidal bzw. transfrontal) sowie über das Foramen magnum zur Untersuchung des vertebrobasilären Kreislaufs.

6.1 Transtemporaler Zugang: basale Hirnarterien

6.1.1 Untersuchungstechnik

Da der Hirnkreislauf nicht am Kieferwinkel endet, stellt die sonographische Darstellung der intrakraniellen Arterien eine logische Erweiterung der extrakraniellen Duplexuntersuchung dar. Durch die dünne Knochenlamelle der Pars squamosa des Os temporale ist mit einer niederfrequenten Schallsonde (z.B. 2 oder 2,5 MHz) die Abbildung der basalen Hirnarterien und des Hirnparenchyms möglich (Abb. 6.1c). Die Darstellung erfolgt zunächst im B-Bild in einer horizontalen Schnittebene in

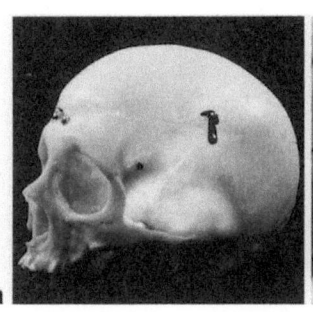
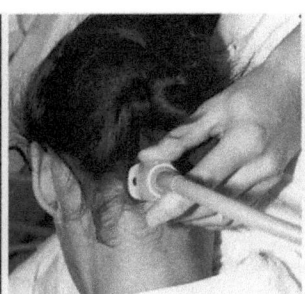
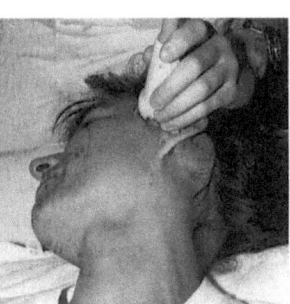

Abb. 6.1. b Diaphanoskopische Darstellung der akustischen Knochenfenster der Schädelkalotte. Dünne ultraschalldurchlässige Areale leuchten hell auf. **b** Sondenposition zur transnuchalen Beschallung in Ausrichtung der Orbitomeatallinie **c** und zur transtemporalen Beschallung

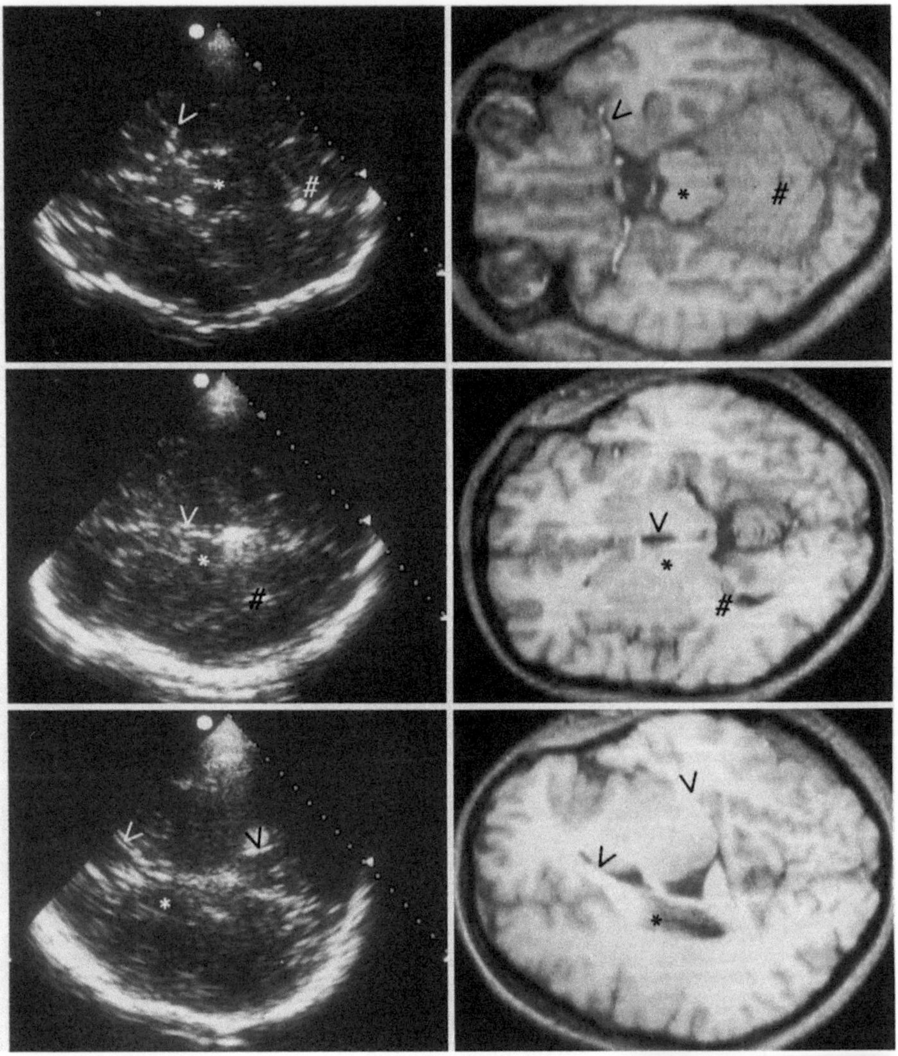

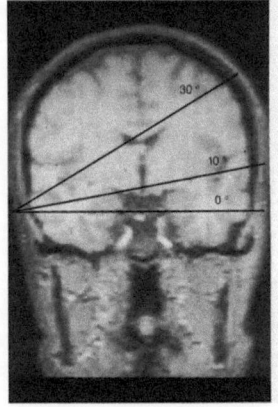

Abb. 6.2a-c. Transkranielle duplexsonographische Darstellung des Gehirns in axialer Ausrichtung (orbitomeatale Projektion, 16 cm Untersuchungstiefe) (jeweils links). Magnetresonanztomographie in vergleichbaren Schnittebenen (jeweils rechts). Die Auflösung der MRT-Bilder ist durch die spezielle Ableitetechnik (1,5 T, FLASH-3-D-Sequenz) geringer als gewohnt. **a** In Höhe des Hirnstamms (Verkippung 0): * Hirnstamm, > Gefäßbindegewebe der A. cerebri media, # Kleinhirn. **b** In Höhe des Thalamus (Verkippung 10°): * Thalamus, > 3. Ventrikel, # Plexus choroideus der Gegenseite. **c** In Höhe der Cella media der Seitenventrikel (Verkippung 30°): Seitenventrikel: * kontralateral, > ipsilateral; # Plexus choroideus ipsilateral. **d** Projektionswinkel der in (**a-c**) gezeigten Schnittebenen

Projektion auf die sog. Orbitomeatallinie. Zur besseren Orientierung sollte die Tiefeneinstellung den gesamten Schädel, d.h. auch die gegenüberliegende Kalotte, erfassen. Durch leichtes Verschieben der Sonde ist sofort erkennbar, an welcher Stelle der Ultraschall die Temporalschuppe optimal durchdringt.

Ein wichtiger, im Übersichtsbild echoarmer, Orientierungspunkt ist der Hirnstamm, der von der echoreichen pulsierenden Cisterna ambiens umgeben ist (Abb. 6.2). Weiter frontal und lateral wird der sonographische Einblick in die mittlere Schädelgrube durch den Keilbeinflügel begrenzt. Häufig läßt sich bereits im B-Bild das echoreiche Gefäßbindegewebe der A. cerebri media temporomediobasal als pulsierende Struktur darstellen. Nach diesem orientierenden Überblick ist es sinnvoll, den Bildausschnitt weiter einzuengen, um die B-Bildqualität und die Farbdarstellung zu optimieren. Die Beurteilung des intrazerebralen Parenchyms mit der Impuls-Echo-Darstellung im Schwarzweißbild erfordert ein hohes Maß an räumlichem Vorstellungsvermögen, da eine Kippung der Duplexsonde zur Darstellung parietaler oder basaler Hirnregionen notwendig ist (s. Abb. 6.2). Es kommt hierdurch zu Asymmetrien, die dem CT-gewohnten Auge anfangs fremd sind.

Am medialen Rand des Keilbeinflügels liegt der Karotisendabschnitt mit der Aufteilung in die Aa. cerebri media und anterior (Abb. 6.3). Beide Arterien weisen bezüglich der Schallsonde entgegengesetzte Strömungsrichtungen (rot bzw. blau kodiert) auf. Der im Normalfall blau kodierte A_1-Abschnitt der A. cerebri anterior zieht zur Mittellinie. Die Strömungsumkehr im A_1-Abschnitt nach Kompression der ipsilateralen A. carotis interna ist farbduplexsonographisch am Farbumschlag direkt erkennbar (Abb. 6.4). Der A_2-Abschnitt kann im Interhemisphärenspalt dargestellt werden (s. Abb. 6.3b). Durch eine geeignete Einstellung der Schnittebene wird die A. cerebri media im M_1-Abschnitt über eine längere Strecke darstellbar, so daß dopplersonographische Messungen unter Berücksichtigung des Beschallungswinkels möglich sind. Läßt man den Insonationswinkel außer Betracht, so stimmen die gemessenen Strömungsgeschwindigkeiten im Vergleich zur konventionellen „blinden" transkraniellen Dopplersonographie gut überein (Tabelle 6.1) (Kaps u. Behrmann 1992). Nach Winkelkorrektur liegen die gemessenen Werte höher und entsprechen damit eher der tatsächlichen Strömungsgeschwindigkeit. Für die A. cerebri media wurde ein Beschallungswinkel von $28° \pm 12°$

64 Transkranielle Farbduplexsonographie

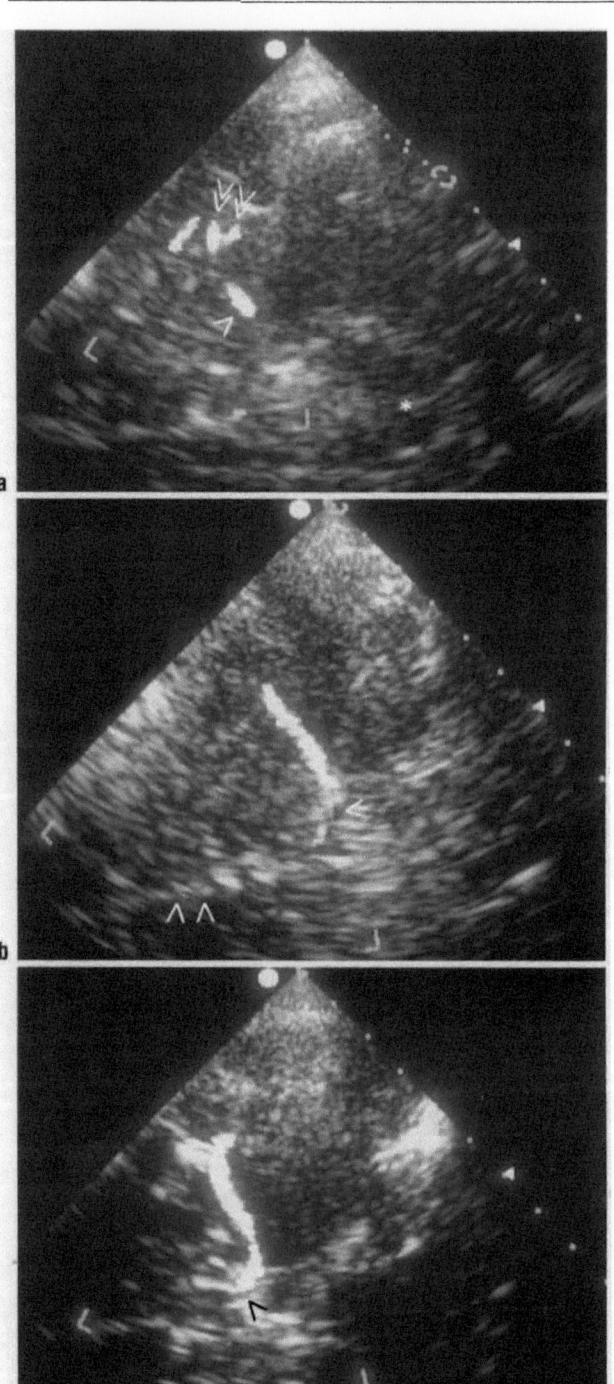

Abb. 6.3. a A. cerebri media (ACM) in axialer Schnittführung im M_1- (>) und M_2-Abschnitt (≫) hier als Trifurkation (* Hirnstamm). **b** A. cerebri anterior (ACA) in axialer Darstellung im A_1- (>) und A_2-Abschnitt (≫). **c** A. carotis interna (ACI) im Endabschnitt bei Austritt aus der knöchernen Schädelbasis (>) und ACM im M_1-Abschnitt. **d** A. cerebri posterior (ACP) im P_1- (rot) und P_2-Abschnitt (blau). **e** Dopplerfrequenzspektrum der ACP im P_2-Abschnitt. **f** Dopplerfrequenzspektrum der V. basalis

Transtemporaler Zugang: basale Hirnarterien

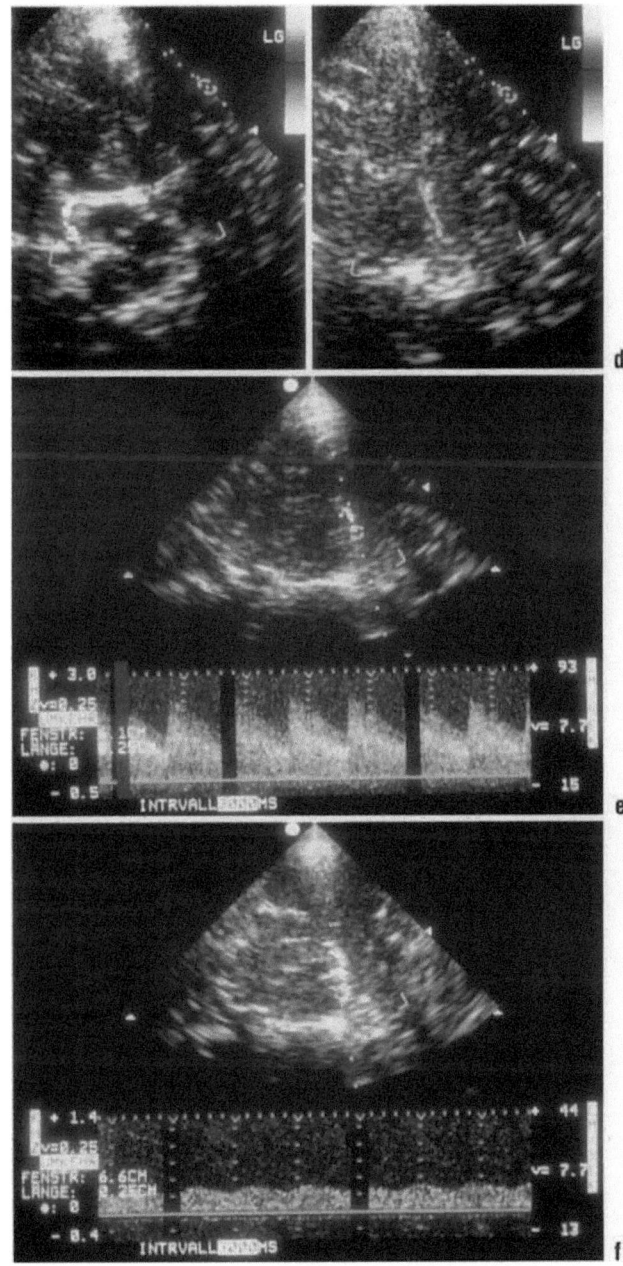

Tabelle 6.1. Blutflußgeschwindigkeiten (BFV) in basalen Hirnarterien. Unter Berücksichtigung des Beschallungswinkels ($\alpha = 28\% \pm 12$) ergibt sich in der A. cerebri media eine ca. 20% höhere absolute Strömungsgeschwindigkeit. (*TCD* transkranielle Dopplersonographie. *TCCS* transkranielle Farbduplexsonographie.)

	MCA	PCA	ACA
	systol./diastol. Strömungsgeschwindigkeit [cm/s]		
TCD	96/39	66/30	83/34
TCCS ohne Winkelkorrektur	95/39	60/26	82/34
TCCS mit Winkelkorrektur	119/49	keine Winkelkorrektur	

gemessen. Für die A. cerebri posterior und A. cerebri anterior wurden in Tabelle 6.1 keine winkelkorrigierten Werte berechnet, da diese Arterien oft bogenförmig verlaufen und in kurzen Segmenten keine verläßliche Bestimmung des Insonationswinkels möglich ist. Aufgrund des dreidimensionalen Gefäßverlaufs sollten winkelkorrigierte Messungen auch nur dann durchgeführt werden, wenn das betreffende Arteriensegment über eine Länge von mehr als 2,7 cm in der Schallebene abgebildet ist (Giller 1994). Unter optimalen Bedingungen sind Abzweigungen aus dem Mediahauptstamm sowie die Aufteilung in die Mediaendäste (M_2-Abschnitt) erkennbar (Abb. 6.3a).

Der P_1-Abschnitt der A. cerebri posterior ist unmittelbar vor den Pedunculi cerebri gelegen und wendet sich dann im Bogen nach okzipital (Abb. 6.3d). Der P_2-Abschnitt wird daher distal als blaue Struktur abgebildet. Unterhalb der ACP im P_2-Abschnitt ist die V. basalis darstellbar, die durch ihren Fluß in Richtung auf die V. cerebri magna blau kodiert ist. Nur unter Berücksichtigung des Dopplerfrequenzspektrums ist eine eindeutige Identifizierung möglich (Abb. 6.3e,f).

6.1.2 Pathologische Gefäßbefunde

Während über transkranielle Untersuchungstechnik und Normalbefunde zunehmend publiziert wird (Tsuchiya et al. 1990; Bogdahn et al. 1990; Hashimoto u. Hattrich 1991; Bartels 1992; Leftheriotis et al. 1992; Schöning u. Walter 1992, 1993), ist die Anzahl von Mitteilungen

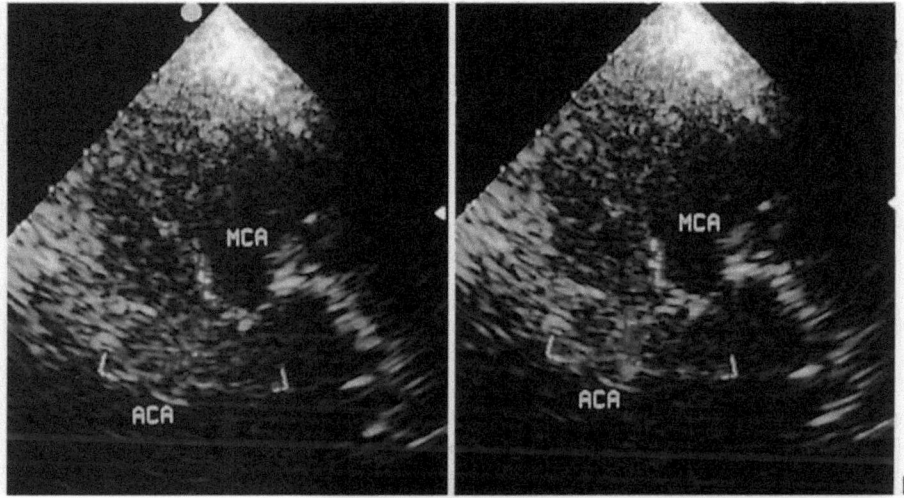

Abb. 6.4. a Die Aa. cerebri anterior und media weisen entgegengesetzte Strömungsrichtung auf. **b** Bei ipsilateraler Kompression der A. carotis communis kommt es im Rahmen der Kollateralisation zu einer Strömungsumkehr in der A. cerebri anterior, so daß sich dieses Gefäßsegment nicht mehr rot, sondern blau darstellt. **c** Extrakranielle Kompression der A. carotis communis führt zu einer kompensatorischen Strömungsbeschleunigung im P_1-Abschnitt der A. cerebri posterior

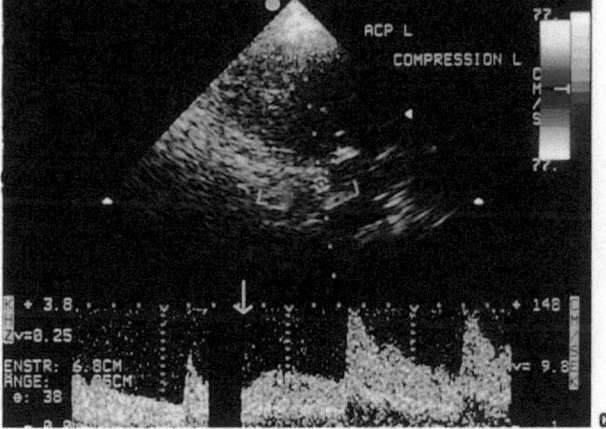

über pathologische Befunde noch sehr begrenzt (Becker et al. 1991,1992,1993; Kaps 1992; Seidel et al. 1992,1993b).

Auswirkungen von Karotisstenosen und -verschlüssen auf die intrakranielle Hämodynamik können unmittelbar im Anschluß an die extrakranielle Untersuchung überprüft werden (Abb. 6.5). Dies betrifft quantitative Aspekte (z.B. poststenotische Strömungsveränderungen in der A. cerebri media) ebenso wie das Muster der Kollateralisation. Intrakranielle Stenosen des Mediahauptstammes (Seidel et al. 1992) (Abb. 6.6), aber auch Spasmen nach Subarachnoidalblutungen können diagnostisch erfaßt und gegebenenfalls im Verlauf beobachtet werden. Der wesentliche Fortschritt gegenüber der herkömmlichen transkraniellen Dopplersonographie besteht darin, daß die erhobenen Daten besser reproduzierbar sind und daß auch eine Bilddokumentation möglich ist, die sowohl Ort als auch Ausmaß der hämodynamischen Störung offenlegt. Durch Beurteilung der Echogenität des stenosierenden Segments soll eine Differenzierung zwischen arteriosklerotisch bedingten Stenosen und thromboembolischer Lumeneinengung möglich sein (Becker et al. 1993b). Verwechslungen zwischen dem P_1-Abschnitt der ACP und dem M_1-Abschnitt der ACM sind so gut wie ausgeschlossen. Auch die praktisch wichtige Differentialdiagnose zwischen einer Mediastenose, einer funktionellen Strömungsbeschleunigung in Kollateralen (A. communicans anterior bzw. posterior) oder einer reaktiven postischämischen Hyperämie nach rekanalisierenden Hirnembolien wird entscheidend erleichtert. Bei hohen Strömungsgeschwindigkeiten im M_1-Abschnitt ist das

Tabelle 6.2. Schlaganfalluntergruppen und Ergebnisse der transkraniellen Farbduplexsonographie (Seidel et. al 1993b)

CT und klinischer Befund	n	Transkranielle Farbduplexsonographie		
		MCA-Verschluß	PCA-Verschluß	Hämorrhag. Transformation
Infarkt				
A. cerebri media (MCA)	32	12	–	3
A. cerebri posterior (PCA)	1	–	1	–
MCA/PCA	1	1	1	–
A. cerebri anterior/MCA	1	–	–	–
MCA, ACA + PCA	1	1	–	–
Vertebrobasiläres Strombahngebiet	4	–	1	–
Transitorisch-ischämische Attacke				
MCA	4	–	–	–
Vertebrobasiläres Strombahngebiet	3	–	–	–
		Hämatom (echoreich)	Aneurysma	AVM	Tumor (echoreich/arm)
Intrazerebrale Hämatome					
Stammganglien	5	5	–	–	–
Putamen	1	1	–	–	–
Thalamus	1	1	–	–	–
Lobärhämatom	4	3	–	–	–
Subarachnoidalblutung					
A.-communicans-anterior-Aneurysma	1	–	1	–	–
A.-cerebri-media-Aneurysma	2	–	0	–	–
Arteriovenöse Malformation	1	–	–	1	–
Glioblastom	1	–	–	–	1

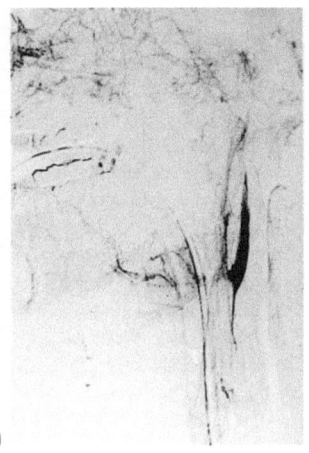

Abb. 6.5a-d. Traumatischer Verschluß der A. carotis interna (ACI). **a** Blindsackphänomen und dopplersonographisches Verschlußsignal der ACI rechts. **b** Angiographie. **c** Die Strömung in der linken A. cerebri media (*ACM*) ist normal. **d** In der rechten ACM poststenotisch keine kritische Herabsetzung der Strömungsgeschwindigkeit als Hinweis auf gute Kollateralisation. Allerdings ist die Pulsatilität deutlich reduziert

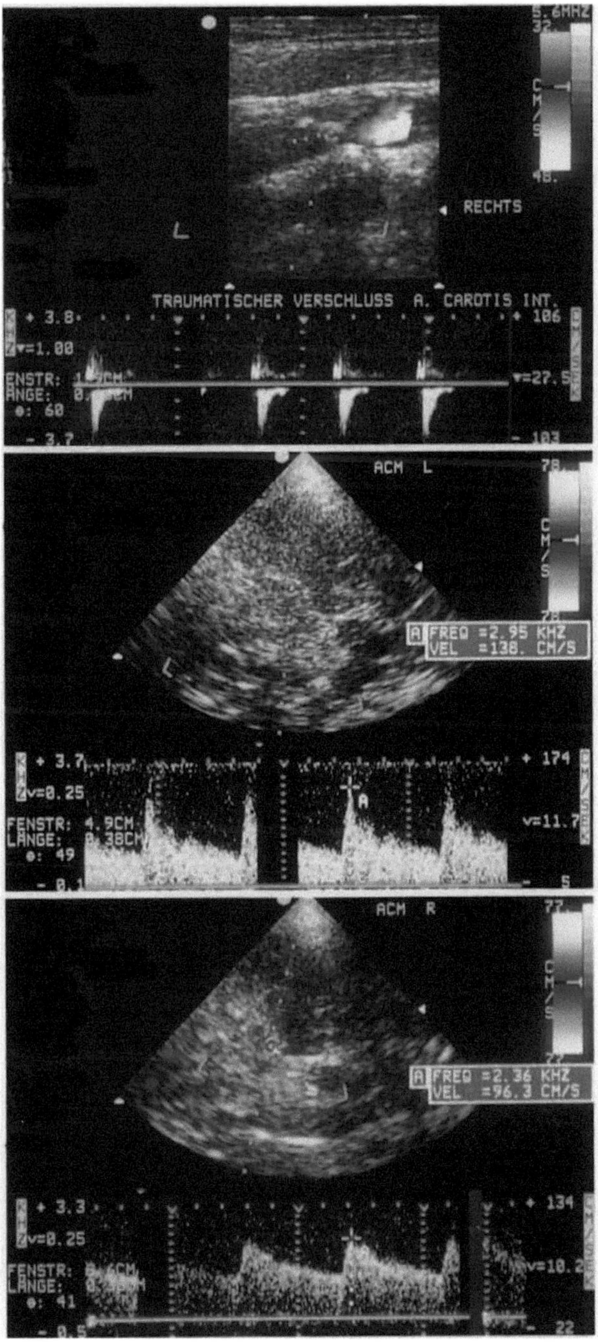

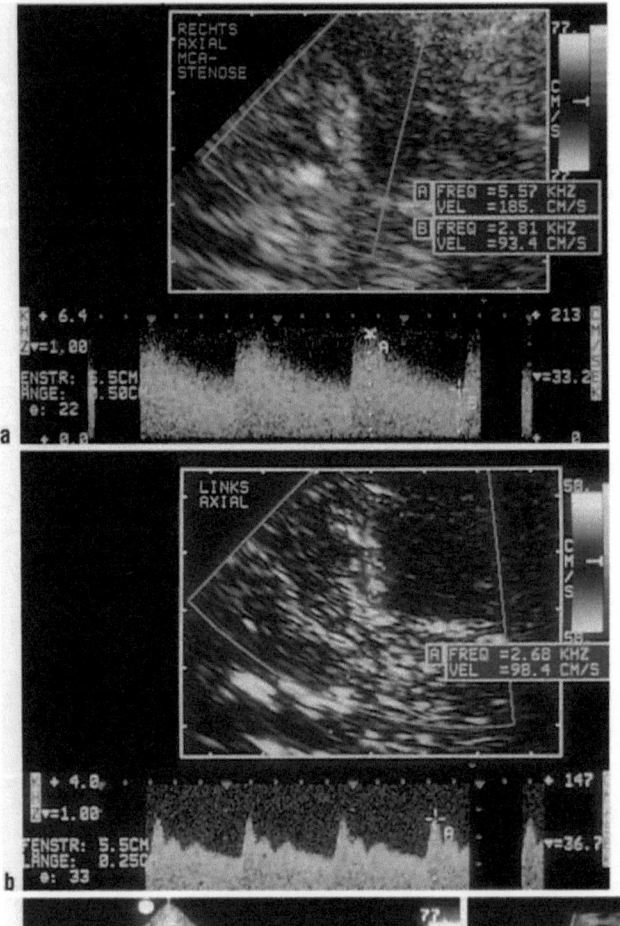
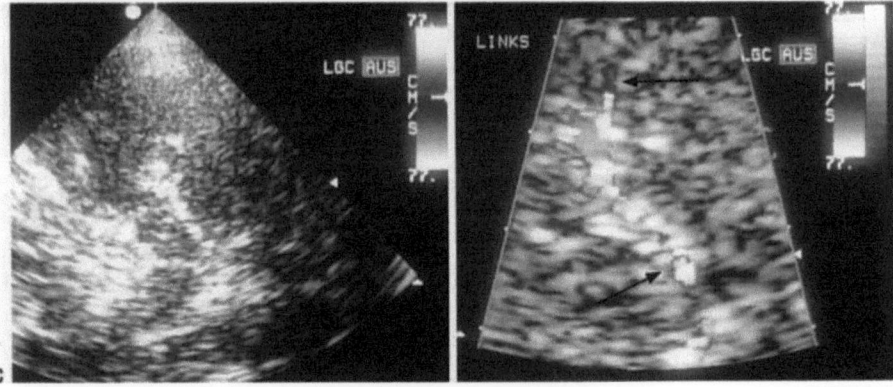

Abb. 6.6. a Stenose im M_1-Abschnitt der A. cerebri media (angiographisch 70% Querschnittsreduktion). **b** Normale Gegenseite. **c** Kaliberkräftige A. communicans posterior bei asymptomatischem Verschluß beider Aa. carotides internae. **d** Stenose des M_1-Abschnitts und eines Mediaastes. Die Strömungsbeschleunigung verursacht Alias-Effekte (*Pfeile*)

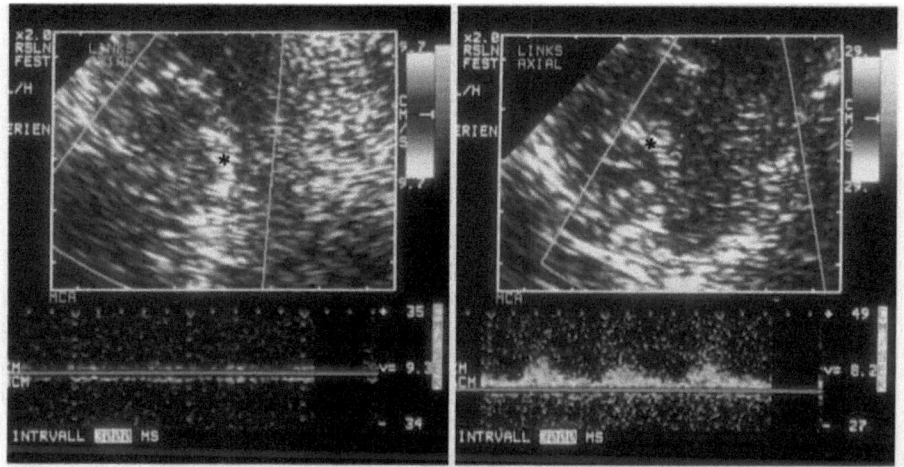

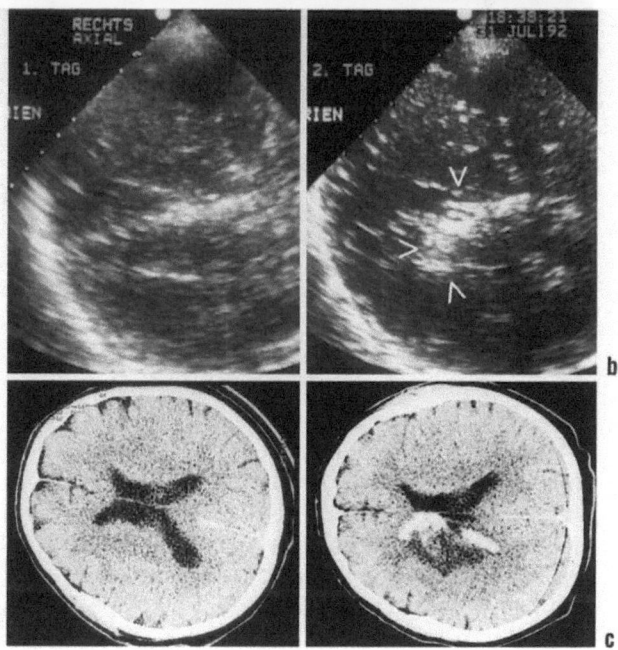

Abb. 6.7a,b. Akuter Hirninfarkt. **a** Verschluß des M_1-Segments der A. cerebri media mit Totalinfarkt im Versorgungsbereich der Arterie (*links*: 1. Tag) und beginnender Rekanalisation (*rechts*: 2. Tag). Echoreiches Gefäßbindegewebe markiert den Arterienverlauf (∗). **b** Duplexsonogramme (B-Mode) am 1. und 2. Tag der Erkrankung mit Darstellung einer echoreichen frischen hämorrhagischen Transformation mit Bluteinbruch in den Seitenventrikel am 2. Tag.
c Zum Vergleich Computertomogramme in vergleichbaren Schichten am 1. und 2. Tag

zugrundeliegende arteriovenöse Angiom oft direkt sichtbar (s. Abb. 6.9d).

Der **akute Schlaganfall** (Tabelle 6.2) stellt ein vielversprechendes Anwendungsgebiet der transkraniellen farbkodierten Duplexsonographie dar. Durch die simultane Begutachtung der intrakraniellen Hämodynamik

72 Transkranielle Farbduplexsonographie

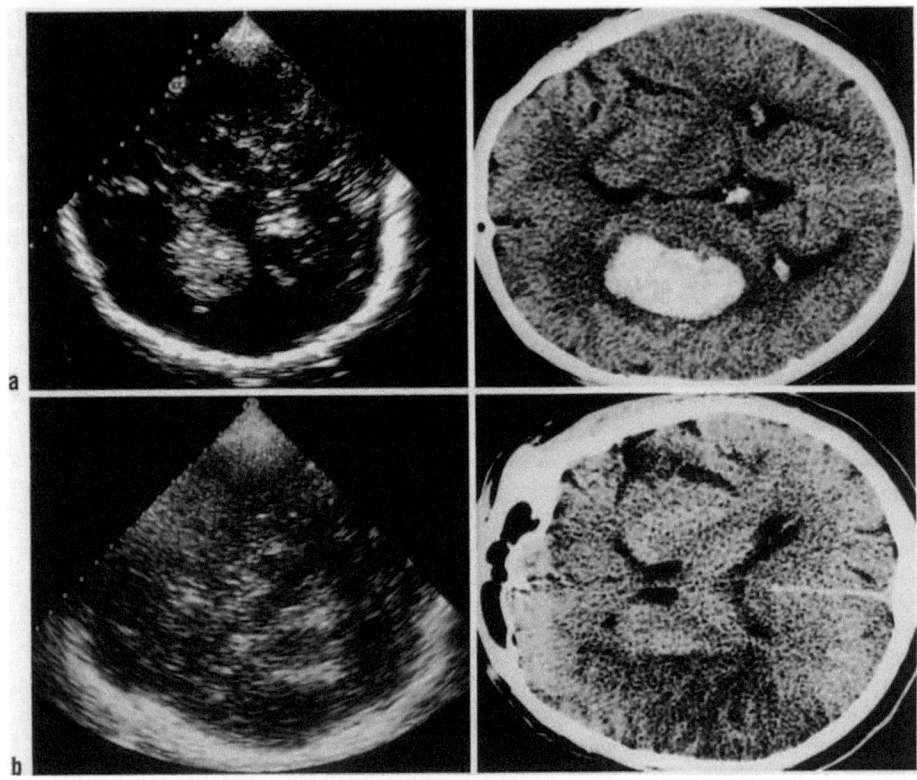

und des Hirnparenchyms sind unmittelbar wesentliche pathogenetische Informationen verfügbar. Akute Verschlüsse und Stenosen des Mediahauptstamms (Abb. 6.7) oder große intrazerebrale Hämatome (Abb. 6.8) sind augenfällig, gelegentlich kann bereits mit Hilfe des Ultraschalls eine arteriovenöse Mißbildung (Abb. 6.9d) oder ein größeres basales Aneurysma (s. Abb. 6.14) als Ursache einer Blutung erkannt werden (Becker et al. 1991b,1993; Kaps 1992; Schöning et al. 1993; Seidel et al. 1993b). Im Rahmen von Verlaufsuntersuchungen können Befundkontrollen an genau definierten Punkten durchgeführt werden. Schließlich ist die transkranielle Farbduplexsonographie geeignet, Verlaufsvarianten von pathologischen Befunden zu unterscheiden (Kaps u. Behrmann 1992).

Farbduplexsonographisch können typische Zeichen des **zerebralen Kreislaufstillstandes** erfaßt werden (Abb. 6.10). Grundsätzlich gelten hierbei zunächst die gleichen dopplersonographischen Kriterien wie bei der konventionellen transkraniellen Dopplersonographie (Petty et al. 1990, v. Reutern 1991, Zurynski et al. 1991). Ferner ist

Abb. 6.8a,b. B-Bild und CT im Vergleich. **a** Frisches Stammganglienhämatom. **b** Ausgedehnter Hirninfarkt im Versorgungsgebiet der A. cerebri media. Der Hirninfarkt ist im B-Bild nicht erkennbar

typisch, daß nach Eintritt des zerebralen Zirkulationsstillstandes die sonst deutlich erkennbaren Liquorpulsationen in der Cisterna ambiens verschwunden sind. Die Darstellung der intrazerebralen Parenchymstrukturen erlaubt darüber hinaus eine gezielte Suche nach Dopplersignalen in den basalen Hirnarterien und gibt zudem sehr nützliche Aufschlüsse darüber, ob überhaupt eine brauchbare Schallpenetration durch die temporale Kalotte vorliegt.

Als Zusatzkriterium zur Hirntoddiagnostik ist in den Richtlinien der Bundesärztekammer bislang nur die konventionelle transkranielle Dopplersonographie berücksichtigt (Bundesärztekammer 1991).

6.1.3 Pathologische Parenchymbefunde

Die Ultraschalluntersuchung intrazerebraler Raumforderungen hat eine lange Tradition und beginnt mit der eindimensionalen Echoenzephalographie. In den 50er Jahren wurden mit dieser Methode sowohl Signale der Binnenstruktur als auch Sekundärphänomene wie Mittellinienverlagerungen durch große intrazerebrale Raumforderungen beobachtet (Vlieger de u. Ridder 1959; Tanaka et al. 1965). Mit der Einführung der Computertomographie in den 70er Jahren verlor die Methode wegen schlechter Sensitivität und Spezifität an Bedeutung. Ende der 70er und Anfang der 80er Jahre gelang es dann, das Gehirn mit neuen, leistungsfähigen Sektor-Scannern in „real time" zu untersuchen. Zunächst war der intakte Schädelknochen ein Hindernis, so daß intraoperative Untersuchungen (Rubin u. Dohrmann 1983; Rubin et al. 1980,1989; Gooding et al. 1981,1984) und Untersuchungen durch die noch nicht verknöcherte Fontanelle von Kindern (Cook 1979; Winkler u. Helmke 1985) durchgeführt wurden. Aufgrund weiterer Verbesserung der Gerätetechnik ist neuerdings die Darstellung der intrazerebralen Strukturen bei Erwachsenen durch den intakten Schädelknochen möglich geworden (Tsuchiya et al. 1990; Bogdahn et al. 1990).

Intrazerebrale Tumoren

Die sonographische Darstellung intrazerebraler Tumoren bei Erwachsenen gelang zunächst nur **intraoperativ** oder durch den Trepanationsdefekt (Gooding et al. 1981,1983; Enzmann et al. 1985; McGahan et al. 1986;

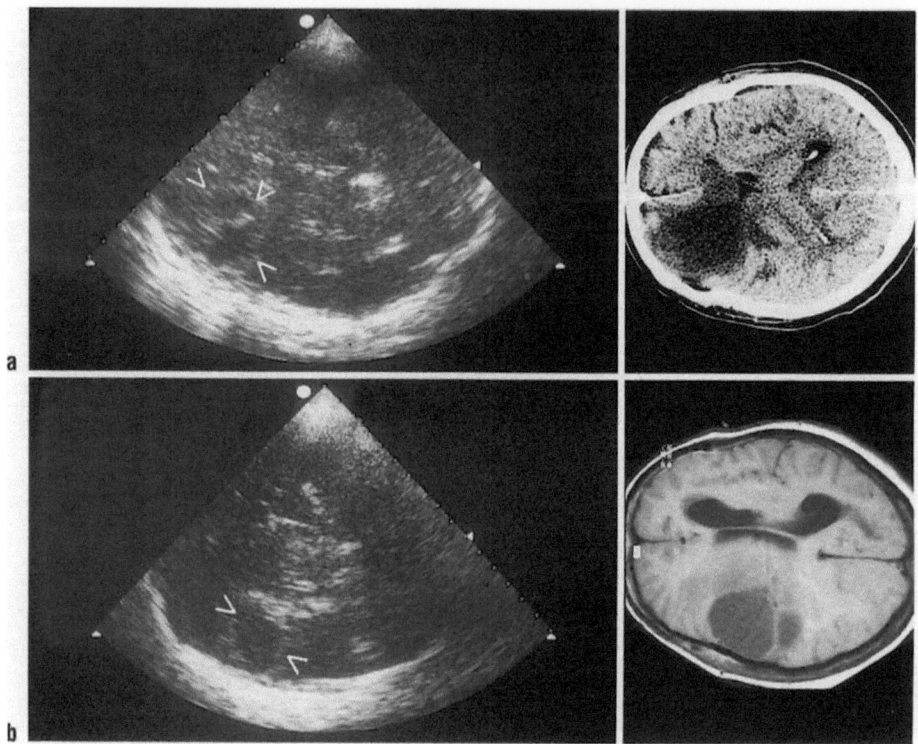

LeRoux et al. 1989). Hierbei wurden relativ hochfrequente Ultraschallsonden (3,5-10 MHz) verwendet mit entsprechend guter räumlicher Auflösung. Die Vorteile des Ultraschalls im Vergleich zum Computer- und Magnetresonanztomogramm liegen in einer guten Abgrenzung des Tumorgewebes niedermaligner Gliome zum gesunden Hirngewebe, da das umgebende vasogene Hirnödem sonographisch nicht darstellbar ist (s. Abb. 6.9). Die Binnenstruktur der Gliome läßt sich sonographisch charakterisieren, wobei zystische Strukturen anechogen und nekrotische Areale oder ältere Einblutungen hypoechogen zum umgebenden Gewebe erscheinen. Leider sind die sonographischen Strukturmerkmale nicht sehr spezifisch, so daß klare Korrelationen mit der Histologie bislang nicht bekannt sind (Gooding et al. 1984; Enzmann et al. 1985). Ferner bietet die intraoperative Sonographie die Möglichkeit, stereotaktische Eingriffe direkt zu überwachen (Rubin et al. 1980; McGahan 1985).

Aus methodischer Sicht unterscheidet sich die transkranielle und die direkte intraoperative Darstellung der Hirntumoren nicht. Meningiome und Ependymome

Abb. 6.9. a B-Bild und Computertomogramm eines frontalen malignen Glioms (*Pfeile*). **b** B-Bild und Magnetresonanztomogramm eines parietalen Glioblastoms (*Pfeile*). **c** B-Bild, Computer- und Magnetresonanztomogramm eines frontalen Hirnabszesses. **d** B-Bild, Computertomogramm und Arteriographie einer okzipitalen arteriovenösen Fehlbildung

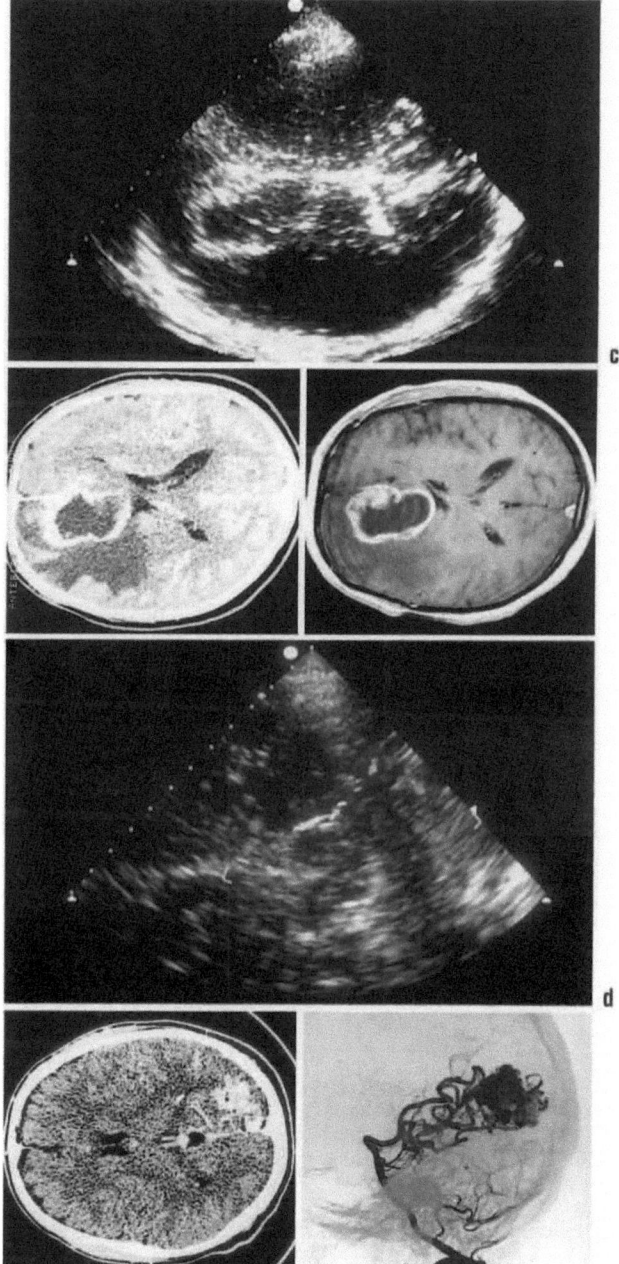

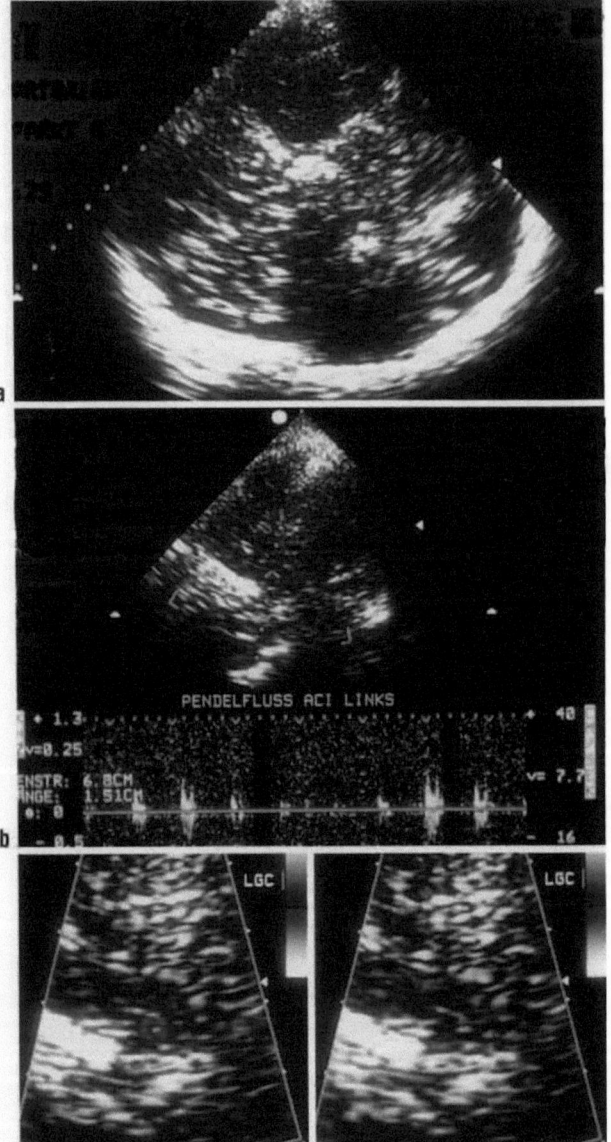

Abb. 6.10a-c. Klinisch hirntoter Patient nach Masseninfarkt. **a** Duplexsonogramm (B-Mode) mit nicht mehr einsehbaren basalen Hirnzisternen (vgl. Abb. 6.12). **b** Dopplerfrequenzspektrum des Endabschnitts der A. carotis interna mit Pendelfluß. **c** Farbdarstellung des Pendelflusses

stellen sich transkraniell duplexsonographisch besonders echoreich, Glioblastome und anaplastische Astrozytome dagegen echoreich mit echoärmeren Binnenarealen dar oder aber umgeben von einem echoreichen Randsaum. Die Darstellbarkeit von 49 intrakraniellen soliden Hirntumoren und 8 arteriovenösen Malformationen lag bei 81% (Becker et al. 1991b, 1992), wobei 4 solide Hirntumoren (1 Glioblastom, 3 Astrozytome) trotz ausreichender Knochenfenster nicht darstellbar waren; hypodense CT-Areale mit echoarmer Duplexstruktur waren histologisch in allen untersuchten Fällen Tumornekrosen (Becker et al. 1991b, 1992a, 1993c).

Neue Ansatzpunkte zur sonographischen Charakterisierung der hirneigenen Tumoren liefert die Verwendung von Echokontrastmitteln (Bogdahn et al. 1993). Hierdurch gewinnt man in Zukunft möglicherweise noch genauere Aufschlüsse über die Vaskularisation eines Tumors. Die entsprechenden Ultraschallkontrastmittel befinden sich derzeit noch in klinischer Erprobung.

Intrazerebrale Hämatome

Untersuchungen in der Pädiatrie durch die nicht verknöcherte Schädeldecke (Pape et al. 1983; Bowerman et al. 1984) und tierexperimentelle Studien (Enzmann et al. 1981) haben gezeigt, daß sich intrazerebrale Hämatome transkraniell sonographisch im Akutstadium homogen echoreich darstellen. Diese Befunde können mittlerweile auch bei Erwachsenen nachvollzogen werden. Die Echomorphologie der Hämatome ändert sich im Zeitverlauf (Seidel et al. 1993a). Im Akutstadium (1.-5. Tag nach Blutung) stellt sich das Hämatom stark echogen anfangs scharf, später unscharf begrenzt zum umgebenden Hirngewebe dar (Abb. 6.11a). Im darauffolgenden Intermediärstadium (6.-10. Tag) kommt es im Zentrum des Hämatoms zu einer Abnahme der Echogenität (Abb. 6.11b). Als Kapselstadium könnte man die Periode nach dem 10. Tag bezeichnen. In dieser Phase stellt sich das Hämatom zentral mit geringerer Echogenität als das umgebende Hirngewebe dar und wird von einem feinen, scharf begrenzten Randsaum umgeben (Abb. 6.11c).

Auch Komplikationen intrazerebraler Hämatome wie Ventrikeleinbruch mit Entwicklung eines Verschlußhydrozephalus (Abb. 6.12) sind darstellbar. Indirekte Hinweise auf einen erhöhten intrazerebralen Druck lassen sich im Verlauf durch die Kombination von B-Bild und gepulster Dopplersonographie gewinnen (Abb. 6.13). Die diagnostische Treffsicherheit, mit der ein ischämischer Infarkt von einer Blutung differenziert werden kann, ist nach ersten Erfahrungen überraschend hoch. In einer eigenen prospektiven Serie (Seidel et al. 1993b), die bislang 63 Patienten umfaßt, betrug die Sensitivität 90% und die Spezifität 100% (s. Tabelle 6.2). Diagnostische Limitierungen bestehen bei kleinen rindennahen Hirnblutungen (1ml)

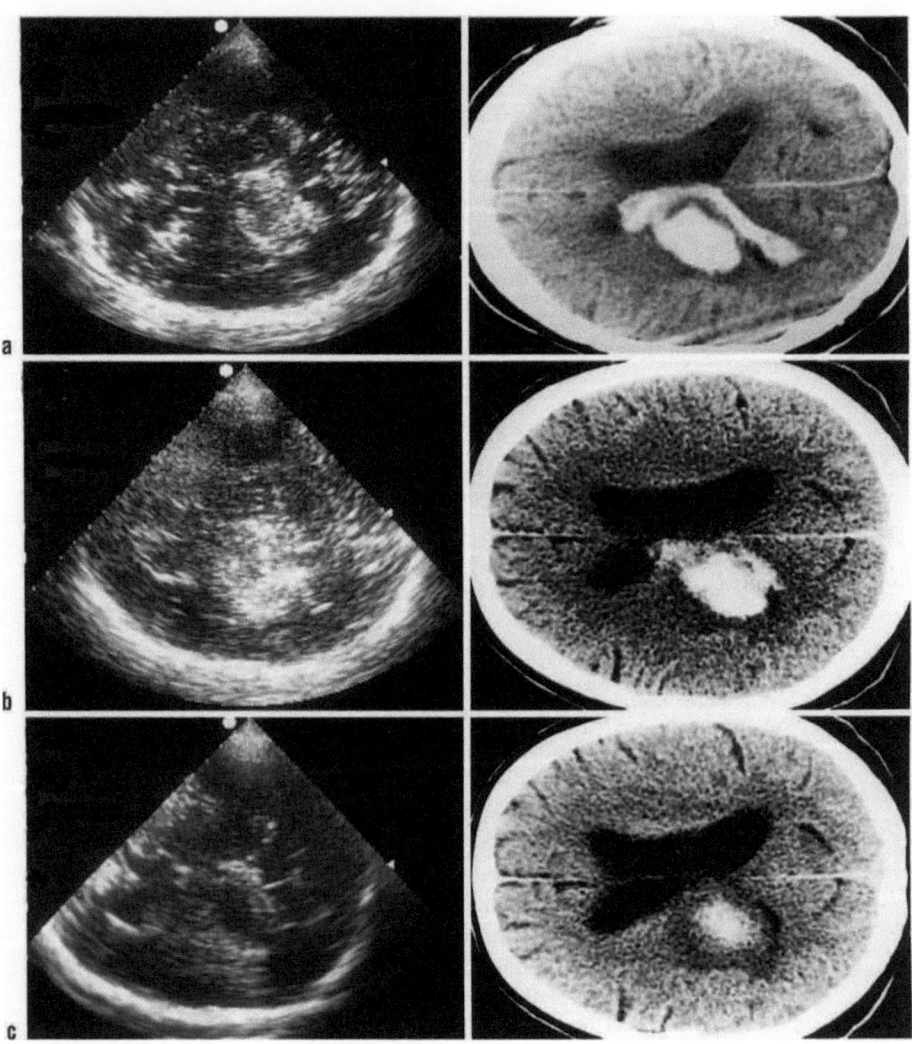

Abb. 6.11a-c. B-Bild und computertomographische Verlaufsuntersuchung eines Thalamushämatoms mit Ventrikeleinbruch. a 1. Tag, b 6. Tag, c 15. Tag

und hoch parietofrontalen oder okzipitalen Hämatomlokalisationen (Seidel et al. 1993a).

Bei Patienten mit **Subarachnoidalblutung** ist die Blutung oder das zugrunde liegende Aneurysma bei entsprechender Lokalisation und Größe erkennbar (Abb. 6.14). Eigene Erfahrungen zeigen, daß kleinere Aneurysmen (< 5 mm) nicht erkannt werden können, wenn ihre Lokalisation vor der Untersuchung unbekannt ist. Der Aneurysmanachweis bei 5 angiographisch gesicherten Aneurysmen gelang farbduplexsonographisch in 2 Fällen. Die nicht darstellbaren Aneurysmen waren ungünstig lokalisiert (Trifurkation der ACM) und von geringem Durch-

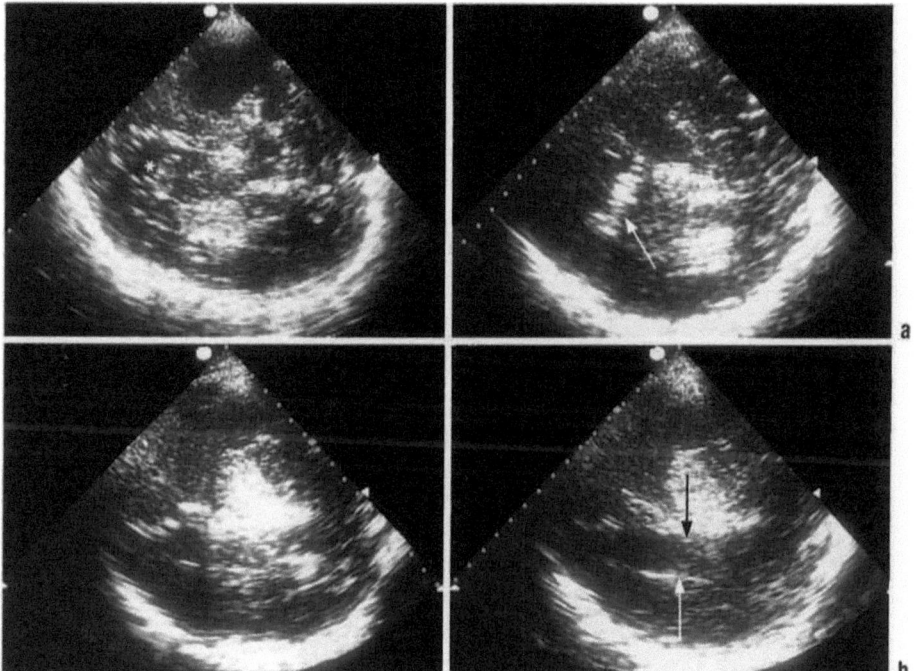

Abb. 6.12a,b. Stammganglienhämatome. **a** ohne Ventrikeleinbruch (* Vorderhorn des Seitenventrikels) und mit Bluteinbruch in das Vorderhorn des Seitenventrikels (*Pfeil*) und den 3.Ventrikel. **b** Erweiterung der Cella media des Seitenventrikels vom 2. zum 4. Tag um ca. 5 mm. Bluteinbruch in den 3. Ventrikel und in den zum Hämatom ipsilateralen Seitenventrikel. Entwicklung eines Verschlußhydrozephalus (*Pfeile*)

messer (2x4 mm und 1x3 mm). Vasospasmen sind farbduplexsonographisch ebenso zuverlässig beurteilbar wie mit der konventionellen transkraniellen Dopplersonographie. Da Spasmen segmental auftreten, kommt es bei Verlaufsuntersuchungen darauf an, möglichst genau reproduzierbare Meßpunkte festzulegen. Änderungen der Strömungsgeschwindigkeit, die für die weitere klinische Vorgehensweise entscheidend sind, können deswegen farbduplexsonographisch genauer als bisher gemessen werden. Die Komplikationen der Subarachnoidalblutung können transkraniell duplexsonographisch erfaßt werden. Die Zahlen in der Literatur (Becker et al. 1991c) liegen für subarachnoidales Blut bei 75% (n=36), Ventrikeleinbruch des Blutes bei 59% (n=17), für die Entwicklung eines Hydrozephalus bei 58% (n=7) und für Vasospasmen bei 100% (n=9).

Hydrozephalus

Die Indikationsstellung zur Shuntoperation und die Funktionsbeurteilung eines bereits implantierten Shunts bei Hydrocephalus internus anhand transkranieller Duplexbefunde war bislang nur bei Kindern möglich (Prenz-

80 Transkranielle Farbduplexsonographie

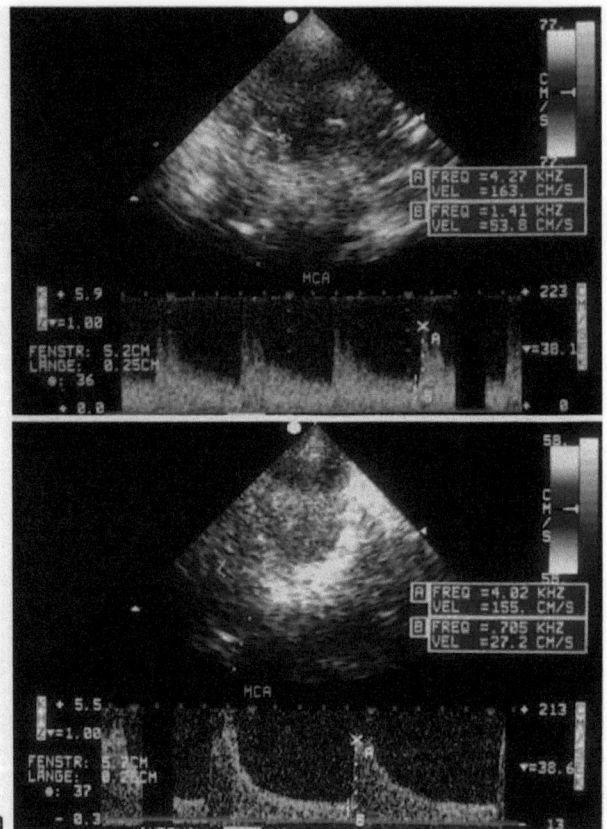

Abb. 6.13a-c. Raumforderndes Lobärhämatom. **a** 1. (*oben*) und 5. (*unten*) Erkrankungstag (beachte die Abnahme des diastolischen Flusses in der A. cerebri media am 5. Tag). **b** Die Mittellinienverlagerung durch das raumfordernde Hämatom wird bei seitengetrennter Beschallung deutlich: *Links* Beschallung von kontralateral zum Hämatom; *darunter* schematische Darstellung: *P* Plexus choroideus, *M* Mittelinie (3. Ventrikel), *H* Hämatom, *K* Schädelkalotte; *rechts* Beschallung von ipsilateral zum Hämatom; *darunter* entsprechende Schemazeichnung. **c** Verquellung der basalen Zisternen am 7. Erkrankungstag (*links*) im Vergleich zu den Verhältnissen am 3. Tag mit sicher abgrenzbaren, echoreichen Mittelhirnzisternen. *Unten* schematisch: *M* Mittelhirn, *K* Schädelkalotte

Tabelle 6.3. Normalwerte der Ventrikelweite (12 Normalpersonen, Alter 46,1 ± 14,8 Jahre; *SD* Standardwert)

	Durchmesser [cm]	Spannweite (min-max) [cm]	SD	n	Grenze (+ 3SD)
Cella media kontralateral	1,65	1,3-2,1	0,2	24	2,25
3. Ventrikel	0,52	0,3-0,8	0,16	12	1,0

Transtemporaler Zugang: basale Hirnarterien 81

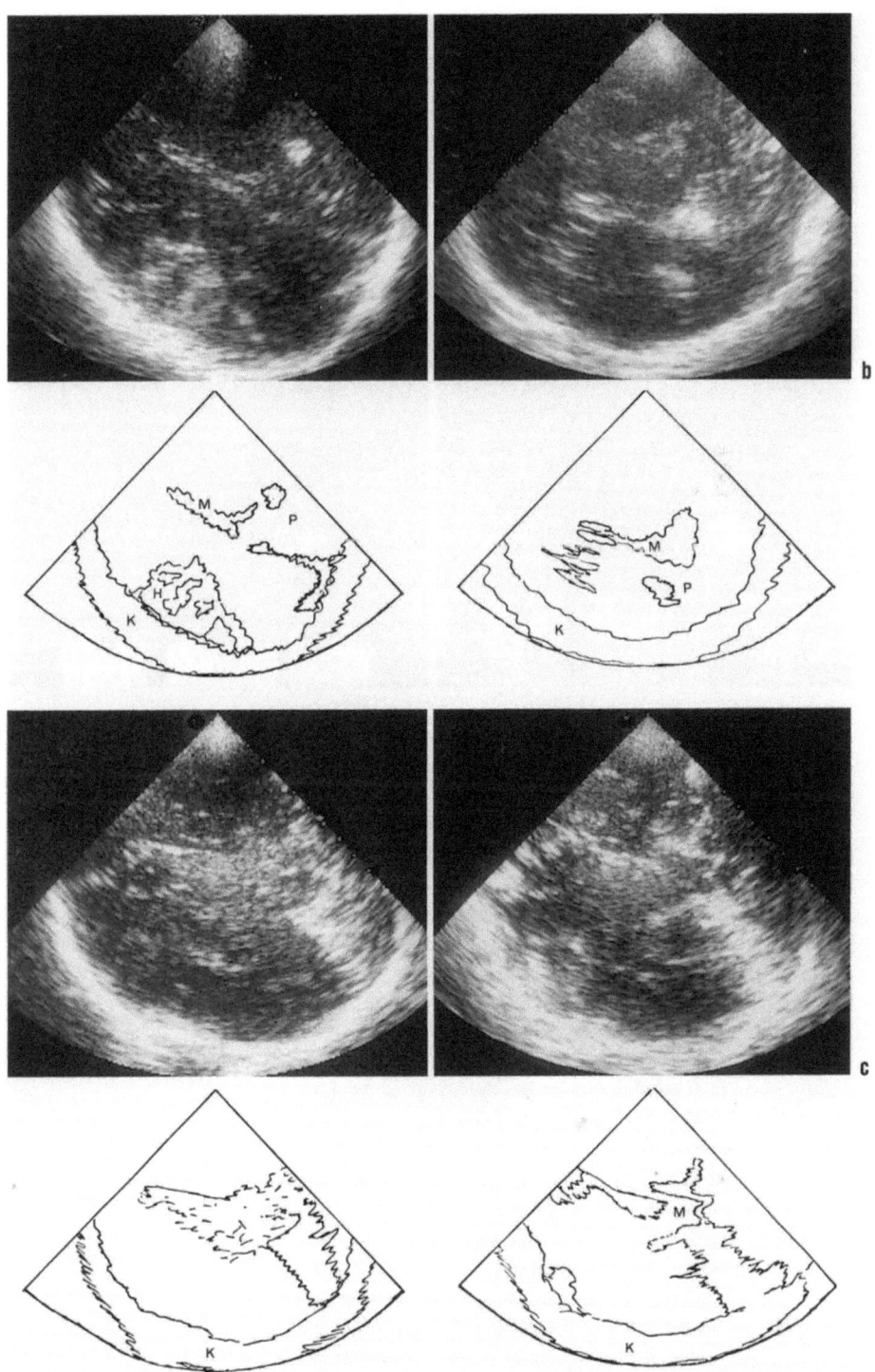

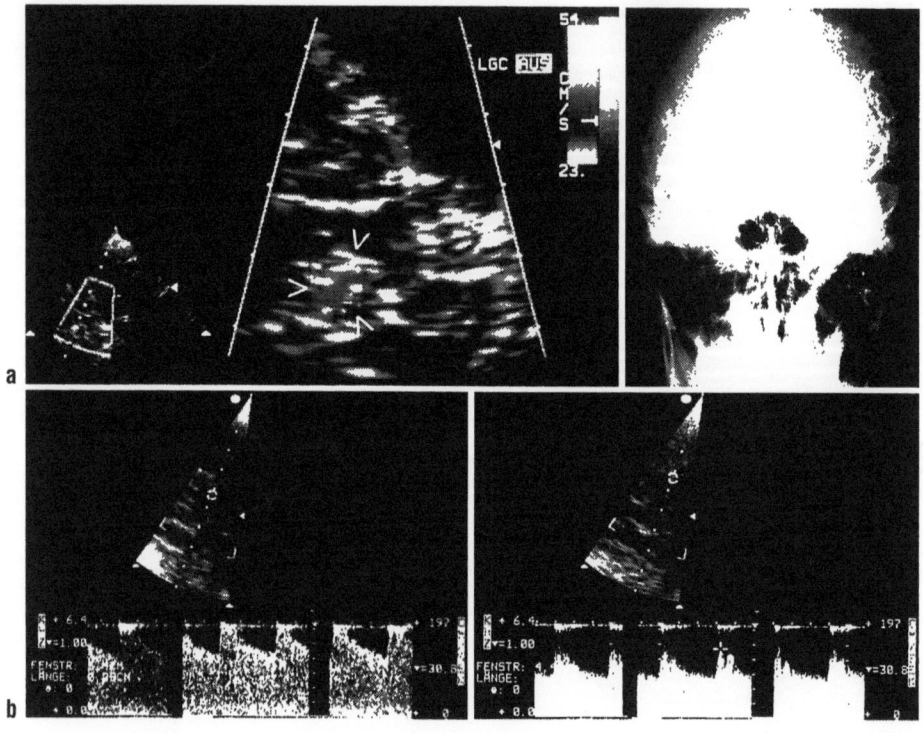

lau u. Bildge 1986; Anderson u. Mawk 1988; Chadduck et al. 1989,1991).

Da Farbduplexsysteme Parenchymstrukturen auch bei Erwachsenen abbilden können, ist eine Beurteilung der Ventrikelweite möglich. Größere Erfahrungen zu diesem Indikationsfeld stehen bislang noch aus. Für eine Quantifizierung ist der 3. Ventrikel in axialer Projektion am besten geeignet (Tabelle 6.3). Eine besondere methodische Problematik ist darin zu sehen, daß die Ventrikel meist in schrägen, schwer standardisierbaren Projektionen abgebildet und vermessen werden und daß deswegen bereits geringe Änderungen der Sondenposition Auswirkungen auf das Meßergebnis haben. Trotz dieser methodischen Schwierigkeit ist die Streuung des Mittelwerts für den maximalen Schrägdurchmesser des Seitenventrikels in unserem Normalkollektiv gering (Tabelle 6.3). Bei Überschreitung der 3fachen Standardabweichung des Mittelwertes gehen wir von einer pathologischen Erweiterung der Weite der inneren Liquorräume aus. Zur Verlaufsbeurteilung der Ventrikelweite ist diese Methode ebenfalls geeignet, da nach Subarachnoidal- und Ventrikeleinbruchsblutungen die Ventrikelweite engmaschig kontrol-

Abb. 6.14. a Aneurysma der A. communicans anterior. *links* axiales Duplexsonogramm, *rechts* Angiogramm. **b** Segmentale Spasmen der A. cerebri media mit maximaler systolischer Strömungsbeschleunigung über 200 cm/s. (*links*); 1 cm distal davon nahezu normale Strömungsgeschwindigkeit (145 cm/s) (*rechts*)

liert werden kann, ohne daß der Schwerkranke jeweils zum CT transportiert werden muß. Durch die Erfassung des Dopplerfrequenzspektrums der basalen Hirnarterien lassen sich im Verlauf Rückschlüsse auf die hämodynamische Situation in Zusammenhang mit der Erweiterung der inneren Liquorräume gewinnen (s. Abb. 7.19). Größere Studien bei Erwachsenen zu diesem Thema liegen bisher nicht vor.

6.2 Transnuchaler Zugang: vertebrobasilärer Kreislauf

6.2.1 Untersuchungstechnik und pathologische Befunde

Die intrakraniellen Abschnitte der Vertebralarterien sind mit einer 2,5-MHz- oder mit einer 2,0-MHz-Sektorsonde darstellbar (Kaps et al. 1992a; Schöning et al. 1992; Becker et al. 1993d). Hierzu wird die Sonde ca. 2-3 Finger breit unterhalb der Protuberantia occipitalis mit Zielrichtung auf das Nasion aufgesetzt. Der Patient sollte den Kopf dabei möglichst weit auf die Brust beugen. Als markanter Orientierungspunkt ist mit dieser Sondeneinstellung in einer Tiefe von ca. 5,5 cm als runde echoarme Struktur das Foramen occipitale in axialer Projektion sichtbar. Seitlich biegen die beiden Vertebralarterien nach intrakraniell ein (Abb. 6.15). Da die Arterien meist einen gewundenen Verlauf haben, müssen die einzelnen Segmente durch Drehung und Kippung der Sonde nacheinander eingestellt werden. In einer Tiefe von ca. 7,0-7,4 cm konfluieren die beiden Vertebralarterien zur A. basilaris (Tabelle 6.4). Schöning und Walter (1992) kamen bei 49 Probanden zu vergleichbaren Ergebnissen. Sie fanden den vertebrobasilären Übergang in keinem der Fälle tiefer als 80 mm. Es ist erwähnenswert, daß der vertebro-

Tabelle 6.4. Transnuchale Farbduplexsonographie – Normwerte (cm/s) (M Mittelwert, SD Standardwert)

	Max.-Syst.		End-Diast.		Winkel		n1	Tiefe		n2
	M	SD	M	SD	M	SD		M	SD	
A. vertebralis	47,7	12,2	23,7	6,7	30,6	12,2	42	5,3	0,3	30
A. basilaris	59,4	8,4	28,2	6,3	4,2	7,7	13	7,1	0,4	10
A. cerebelli inferior posterior	55,5	10,5	30,2	8,5	19,5	20,2	6			

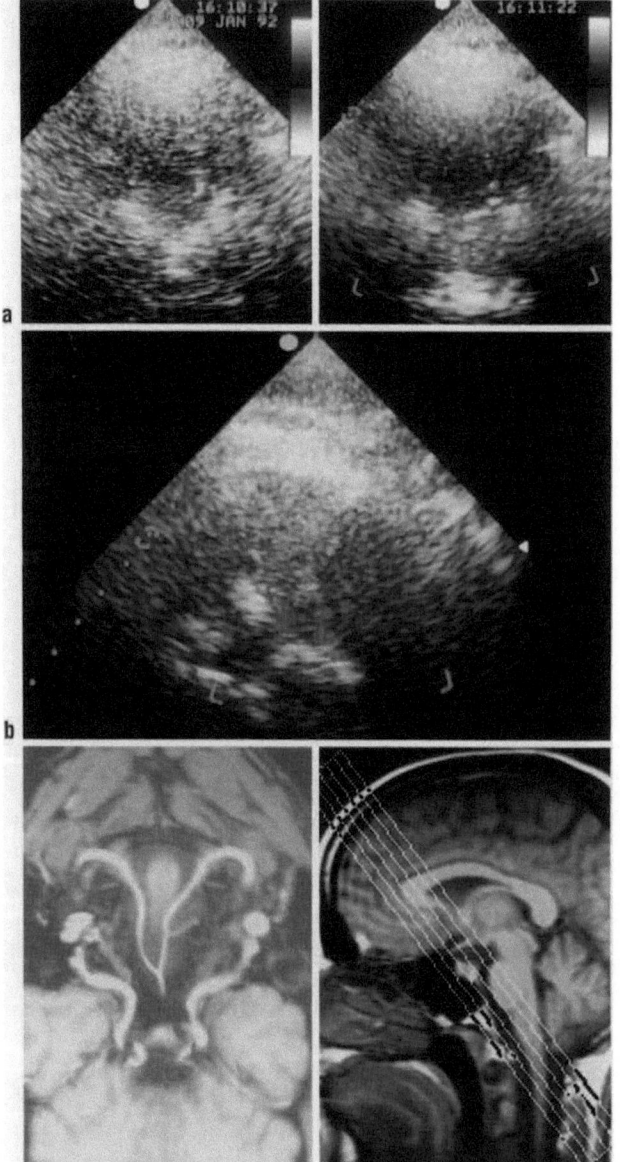

Abb. 6.15. a Vertebralarterien in Höhe des Foramen magnum (*links*) und der Basilararterie (*rechts*) bei einer Normalperson. **b** Farbduplexsonogramm und Magnetresonanztomogramm mit Darstellung der A. vertebralis bds. (rot) und der A. cerebelli inferior posterior (blau) in vergleichbarer Schichtführung

basiläre Übergang aufgrund von Befunden, die mit der konventionellen transkraniellen Dopplersonographie erhoben wurden, in eine größere Tiefe lokalisiert wurde. Der Anfangsabschnitt der A. basilaris ist, wie man aus angiographischen, magnetresonanztomographischen und anatomischen Studien weiß, variabel und kann mitunter auch noch bedeutend tiefer liegen. Proximale Anteile der A. basilaris sind meist noch darstellbar, der mittlere Abschnitt und der Basilariskopf entziehen sich jedoch der sonographischen Beurteilung. Da die Aa. cerebelli inferior posterior und anterior in bezug auf die Schallsonde entgegengesetzt zu den Vertebralarterien durchströmt werden, erscheinen sie im Farbbild blau (s. Abb. 6.15). Vergleicht man farbduplexsonographische Bilder des vertebrobasilären Kreislaufs mit magnetresonanztomographischen Darstellungen in vergleichbarer Schnittebene, so ergeben sich konkordante Befunde (Kaps et al. 1992a). Die Endarterien der A. basilaris - die Aa. cerebri posteriores - sind transtemporal beschallbar (s. 6.1.1 und Abb. 6.3d) .

Durch die Analyse der Dopplerströmungskurve der Vertebralarterien in Höhe des Foramen magnum lassen sich sonographisch indirekte Hinweise auf eine distal gelegene Obstruktion gewinnen. Proximale Stenosen der intrakraniellen Vertebralarterien sind diagnostisch gut zugänglich, distal gelegene oder leicht bis mittelgradige Stenosen im mittleren und distalen Abschnitt der A. basilaris entziehen sich bislang der Ultraschalldiagnostik. Wahrscheinlich eröffnet die Anwendung von lungengängigen Kontrastmitteln neue diagnostische Perspektiven (Bogdahn et al. 1993b, Becker et al. 1993d). Insbesondere mittlere und distal gelegene Basilarisabschnitte sollen besser darstellbar sein sowie die kaliberkräftigen Abschnitte der Kleinhirnarterien.

7 Farbe - Fortschritt und Fallstrick

7.1 Zuverlässigkeit der Farbduplexsonographie

Die Einführung der Farbduplexsonographie in die klinische Praxis wirft die Frage auf, worin der Fortschritt gegenüber herkömmlichen Ultraschallverfahren zu sehen ist. Mit Recht wird angeführt, daß auch mit den bislang zur Verfügung stehenden Mitteln zuverlässige Ultraschalldiagnostik möglich ist.

Karotiskreislauf

Erfahrenen Untersuchern gelingt mit der konventionellen Doppler- und Duplexsonographie der Nachweis von höhergradigen (>50%) Stenosen und Verschlüssen der A. carotis interna mit einer Sensitivität[1] von 90-100% [Übersicht: v. Reutern u. Büdingen (1989)]. Da hier für eine weitere Verbesserung kaum Spielraum bleibt, liegt der wesentliche Vorteil der Farbduplexsonographie im **Karotisstrombahngebiet** zunächst in einer rationelleren Arbeitsweise. Andererseits ist auch zu bedenken, daß die in Gefäßzentren unter wissenschaftlichen Bedingungen gewonnene Treffsicherheit nicht ohne weiteres allgemein übertragbar ist. Beispielsweise ergab eine Nachuntersuchung, daß bei 45% der zugewiesenen Patienten die dopplersonographische Zuweisungsdiagnose „Karotisstenose" nicht nachvollziehbar war (Arning 1990).

In nichtpathologischen Fällen (sog. Ausschlußdiagnostik), die einen wesentlichen Teil der täglichen Routine ausmachen, wird Zeit gespart, da eine homogene Farbdarstellung der Karotiden eine relevante Stenose ausschließt. Komplizierter ist die Situation bei Vertebralisabgangsstenosen. Eine Strömungsbeschleunigung in diesem Segment kann aufgrund ungünstiger Winkelverhältnisse zwischen Schallachse und Gefäßachse dem farbduplexsonographischen Nachweis entgehen (s. Abb. 7.7).

---

[1]Sensitivität = Wahrscheinlichkeit für richtigpositive Testergebnisse

Farbe - Fortschritt und Fallstrick

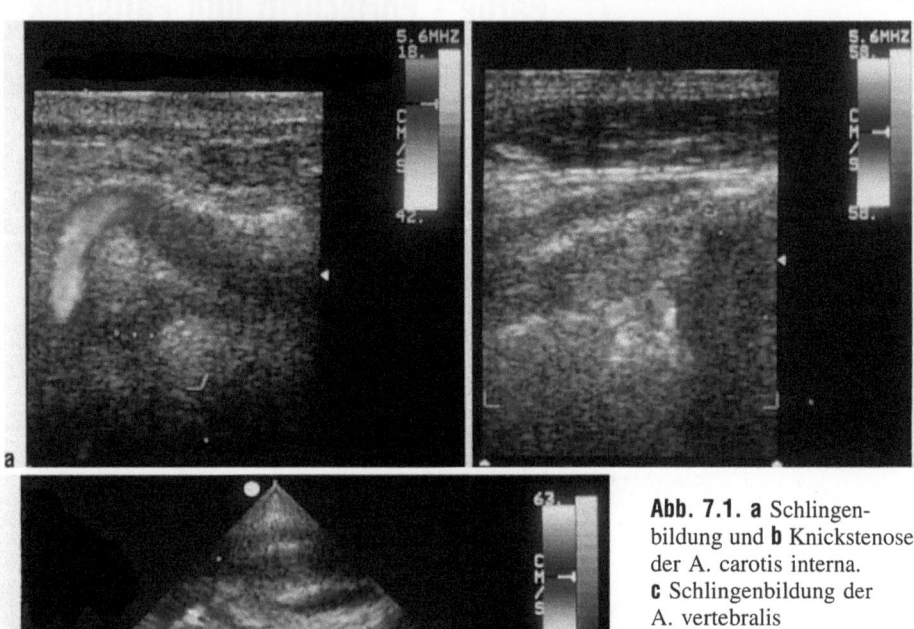

Abb. 7.1. a Schlingenbildung und **b** Knickstenose der A. carotis interna. **c** Schlingenbildung der A. vertebralis

Abb. 7.2a,b. Hochgradige Stenose der A. carotis interna. **a** Die Farbkodierung zeigt den Ort der stärksten Strömungsbeschleunigung (i.e. Lumeneinengung) als hellen Fleck. **b** Angiogramm

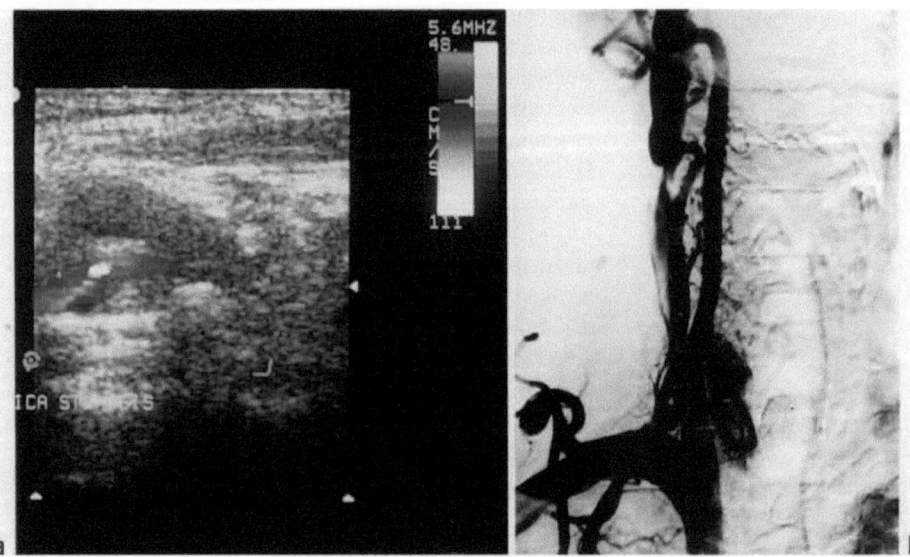

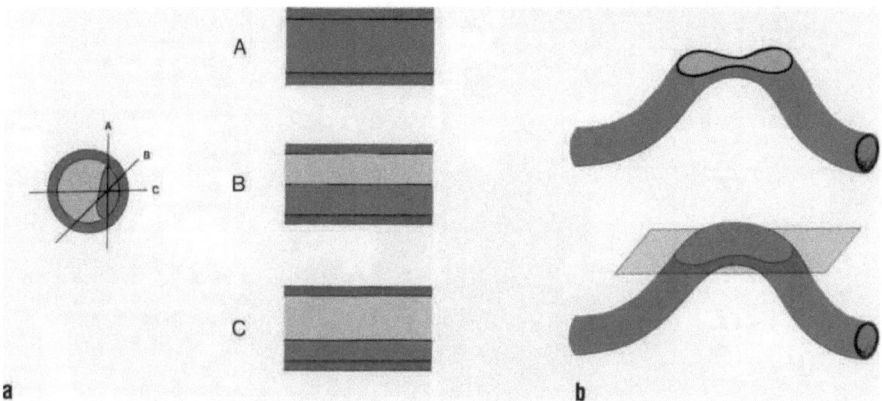

Abb. 7.3a,b. Schnittbildproblematik im B-Bild. **a** Je nach Schnittebene kann sich eine exzentrische Lumeneinengung sehr unterschiedlich darstellen. Stenosegrad *A*: 0%, *B*: ca. 50%, *C*: ca. 70%. **b** Umgekehrt kann bei Schlingen der falsche Eindruck einer Stenose erweckt werden

Die Farboption erleichtert die Einarbeitung und das Verständnis besonders derjenigen, die noch nicht über jahrelange Erfahrungen mit der Duplexsonographie verfügen. Gewundene Gefäßverläufe, Schlingenbildungen und Knickstenosen (Abb. 7.1a-c), die üblicherweise diagnostisch Schwierigkeiten bereiten, sind sehr viel einfacher aufzuklären. Die simultane Darstellung von morphologischer und hämodynamischer Information erlaubt eine rasche Orientierung. Aufgrund des pathologischen Farbspektrums ist der Ort maximaler Einengung, der für eine gezielte Frequenzanalyse innerhalb der Stenose ausschlaggebend ist, unmittelbar erkennbar (Abb. 7.2). Die Identifizierung von Schnittbildartefakten (Abb. 7.3), die in der B-Bilddiagnostik Anlaß zu Fehlbeurteilungen geben können, wird durch die ergänzende Farbinformation erleichtert (Abb. 7.4). Auch in Problemzonen und bei pathologischen Prozessen, die aus dem Rahmen des Üblichen fallen (Abb. 7.5a-f, 7.6), schafft die Farbdarstellung bessere Übersicht. Glomustumoren (Abb. 7.5d) sind aufgrund des typischen Vaskularisationsmusters, der Lokalisation im Bifurkationsabschnitt und der sehr langsamen

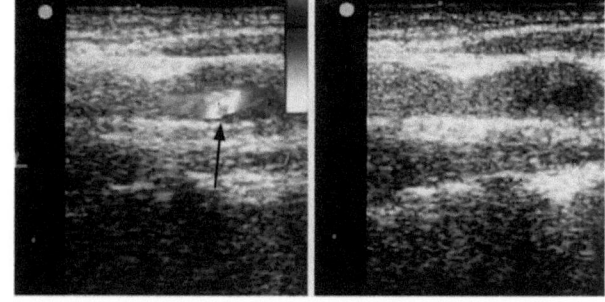

Abb. 7.4. Das Farbsignal weist auf eine Stenose hin. (*Pfeil*). Im B-Bild wirkt dieser Abschnitt zunächst unverdächtig

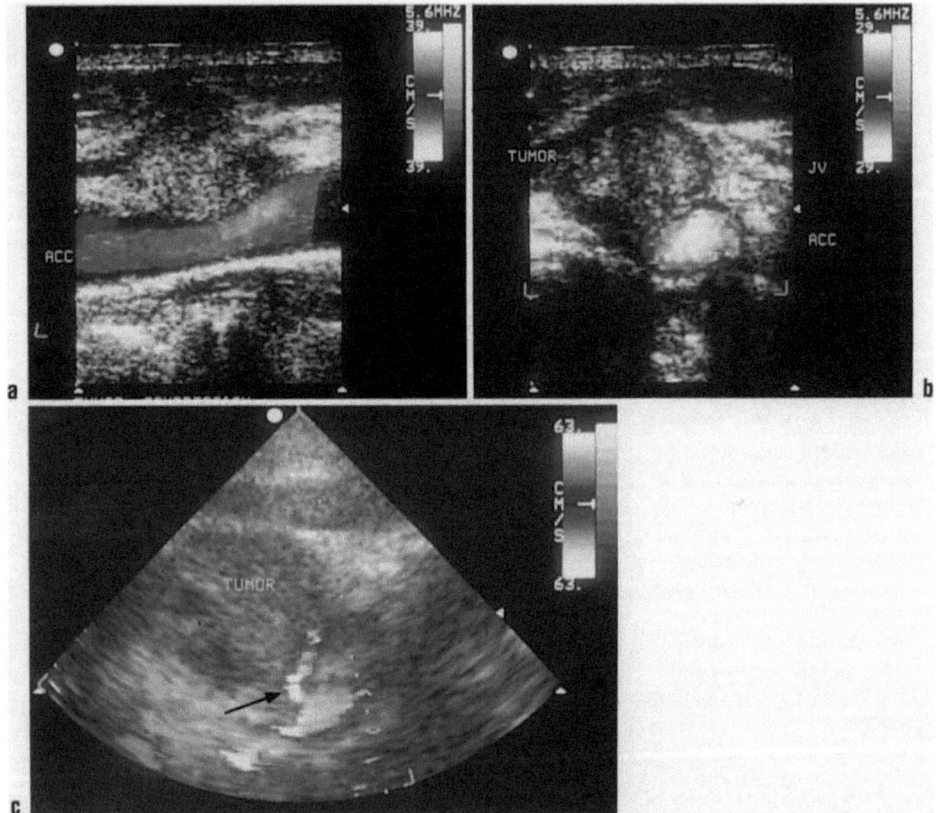

Abb. 7.5a-h. a Kompression der A. carotis communis durch Lymphknotenmetastase (Längsschnitt). **b** Im Querschnittsbild zeigt die fast völlig komprimierte V. jugularis (*JV*) noch eine Restperfusion (blauer Punkt). **c** Tumorversorgende Arterie aus der A. carotis externa. Alias-Effekt aufgrund hoher Strömungsgeschwindigkeit (*Pfeil*). Der rundliche Tumor stellt sich echoarm dar. **d** Typisches Vaskularisationsmuster eines Glomustumors. **e** Angiogramm. **f** Patient mit Subarachnoidalblutung infolge einer Durafistel. Man erkennt einen Ast der A. carotis externa mit ungewöhnlich hoher diastolischer Strömungsgeschwindigkeit. **g** Asymptomatische Fistel der A. vertebralis. Proximal (intertransversal C2/3) kaliberstarke Vertebralarterie mit pathologischem Dopplerfrequenzspektrum. **h** Angiogramm zu Abb. 7.5g

Zuverlässigkeit der Farbduplexsonographie 91

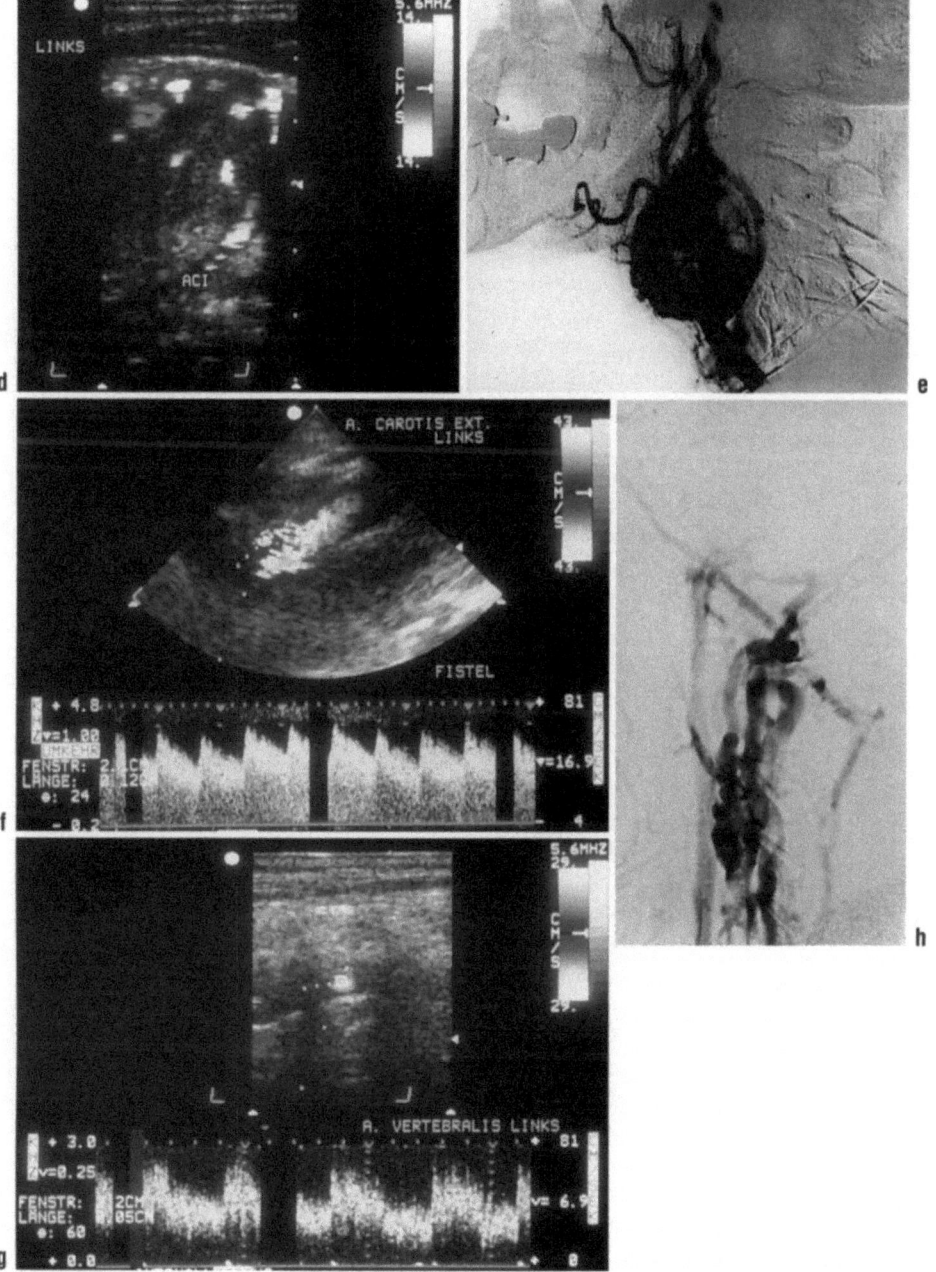

klinischen Progredienz mit langer Anamnese meist auch ohne Angiographie bereits diagnostizierbar (Steinke et al. 1989). Strömungsbeschleunigungen in Externagefäßen *ohne* erkennbare Lumeneinengung lenken den Verdacht auf arteriovenöse Fisteln (Abb. 7.5f).

Die Sensitivität der Farbduplexsonographie bezüglich Karotisstenosen oder -verschlüssen betrug in einer Studie von Sumner (1990) mehr als 90%. In der Einschätzung des Stenosegrades bestand eine komplette Übereinstimmung des farbduplexsonographischen Befundes mit der Angiographie in 86,4%. Bei 46 von insgesamt 359 Patienten wurde der Stenosegrad um eine Kategorie zu hoch oder zu niedrig eingeschätzt. In Hinblick auf die Behandlung hätte nur bei einem einzigen der 359 Patienten eine falsche therapeutische Konsequenz gedroht: hier war ein Verschluß als Stenose befundet worden. Auch Steinke et al. (1990 a) fanden im Vergleich zum Angiogramm eine 100%ige Sensitivität in Bezug auf die Erfassung einer Karotiserkrankung. Die Übereinstimmung der Stenosegrade (40-60%, 61-80%, 81-90%) lag zwischen 91,3 und 97%. Allerdings wurden alle 4 angiographisch dokumentierten subtotalen Stenosen sonographisch als Verschlüsse fehlgedeutet. Stenosen mit einer 70-90%igen Lumeneinengung im Angiogramm wurden farbduplexsonographisch von Sitzer et al. (1993) mit einem positiven prädiktiven Wert von 84% vorhergesagt und mit einer Genauigkeit von 98% ausgeschlossen.

Ein Vergleich zwischen konventioneller und farbkodierter Duplexsonographie bezüglich der Klassifikation von Karotis-interna-Abgangsstenosen ergab eine sehr hohe (91%) Übereinstimmung beider Methoden (Hallam et al. 1989). Während in dieser Studie bei der konventionellen Duplexsonographie die Klassifikation nach den allgemein anerkannten dopplersonographischen Kritierien erfolgte, basierte die Einschätzung des Stenosegrades farbduplexsonographisch ausschließlich auf Farbkriterien (Durchmesser des farbkodierten Restlumens, Aliasing-Phänomen). Im Vergleich zur arteriellen Katheterangiographie standen sich in einer Studie von de Bray et al. 1993 konventionelle und Farb-Duplexsonographie mit einem Vorhersagewert von 96% in nichts nach.

Persson (1992) verglich Farbduplexsonogramme mit angiographischen Befunden, indem er jeweils den Querschnitt des Restlumens quantifizierte. Er fand für Stenosen der A. carotis interna von mehr als 60% einen Vorhersagewert („accuracy") von 92%; für Karotisstenosen größer 80% betrug der positive prädiktive Wert 97%.

Es bleibt abzuwarten, ob in Zukunft 3-D-Magnetresonanzangiogramme als nichtinvasive Referenzmethode herangezogen werden können. Mit dieser Technik ist der Stenosegrad bereits verläßlich darstellbar, allerdings entgehen filiforme Stenosen und insbesondere ulzerative Wandveränderungen derzeit noch dem Nachweis (Wilkerson et al. 1991; Sitzer u. Steinmetz 1993). Abgesehen davon ist die Magnetresonanztomographie hinsichtlich Personal-, Anschaffungs- und Unterhaltungskosten unverhältnismäßig teurer als Ultraschallverfahren.

Vertebrobasilärer Kreislauf

Perfusionsstörungen des hinteren Hirnkreislaufs können den Hirnstamm wie auch das Versorgungsgebiet der Aa. cerebri posteriores betreffen. Entsprechend breit ist das Spektrum neurologischer Störungen, möglicher Differentialdiagnosen und damit auch das klinische Interesse. Die Zuverlässigkeit der *konventionellen* Doppler- und Duplexsonographie im *vertebrobasilären Strombahngebiet* liegt deutlich niedriger als im Karotiskreislauf.

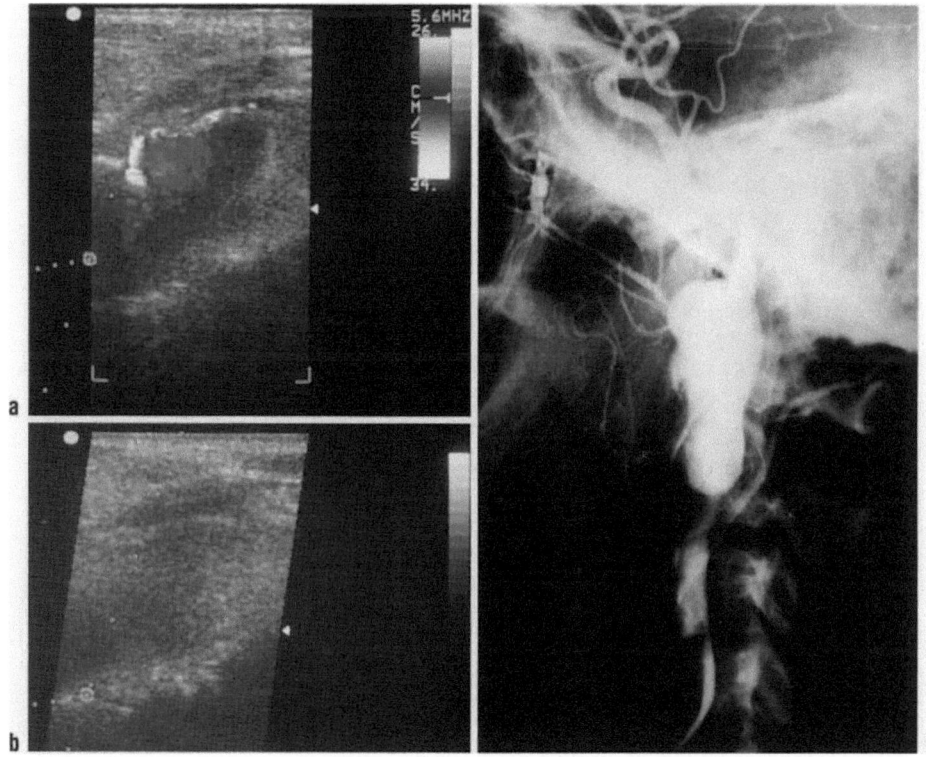

Abb. 7.6a-c. Traumatisches Aneurysma der A. carotis interna unterhalb der Schädelbasis. **a** Der pathologische Prozeß ist nur farbduplexsonographisch erkennbar. **b** Auf Grund ungünstiger Beschallungsverhältnisse hinter dem Kieferwinkel ergibt das B-Bild keine diagnostische Information. **c** Angiogramm

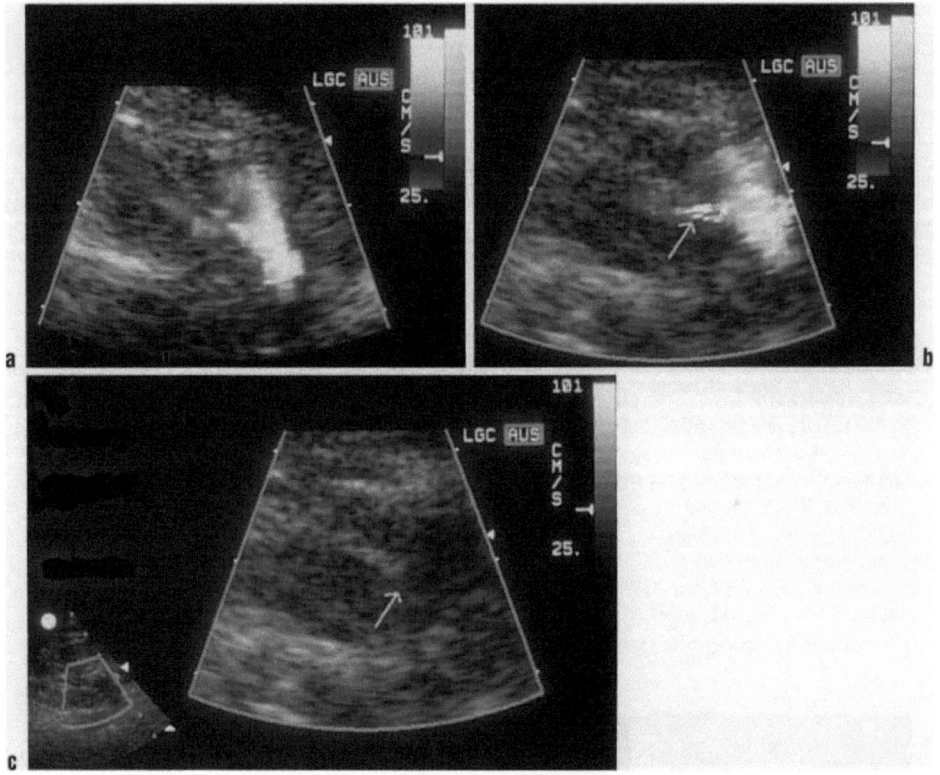

Routinierte Untersucher geben für Vertebralisabgangsstenosen je nach Methode (CW-Doppler oder Duplex) eine Sensitivität zwischen 50% und 80% an (Übersicht: v. Reutern u. Büdingen 1989; Ackerstaff et al. 1984). Hier bietet die Farbduplexsonographie gegenüber allen herkömmlichen Verfahren klare Vorteile, weil das Auffinden der Atlasschlinge und des Vertebralisursprungs mit Hilfe der Farbe viel sicherer gelingt als mit der konventionellen Technik (Trattnig et al. 1990; Bartels 1991)(Abb. 7.7; s. Tabelle 5.1) . Der Grund hierfür liegt in der vergleichsweise niedrigen Frequenz (5 MHz), mit der das Farbbild erzeugt wird. Außerdem lassen sich die aortenbogennahen Vertebralissegmente, in denen der Flußvektor auf die Schallsonde gerichtet ist, besonders gut farbduplexsonographisch darstellen (Dopplerprinzip), während dieser Beschallungswinkel für die B-Bilddiagnostik unvorteilhaft ist. Das gleiche gilt übrigens auch für die Atlasschlinge, die sonst nur mit Mühe darstellbar ist (s.Tabelle 5.1).

Unklare CW-Dopplerbefunde lassen sich in einem hohen Prozentsatz aufklären. In einer Serie von 23 Patien-

Abb. 7.7a-c. Ursprung der A. vertebralis in identischer Schnittebene mit und ohne Farbkodierung. **a** Durch das nahezu senkrechte Auftreffen des Farbdopplerstrahls auf den stenosierten Vertebralisursprung ist die Strömungsbeschleunigung farbduplexsonographisch nicht erkennbar. **b** Erst nach Optimierung der Beschallungsrichtung fällt im stenosierten Segment ein Alias-Effekt infolge hoher Strömungsgeschwindigkeit auf (Pfeil). **c** Die identische Schnittebene ohne Farbe liefert keine diagnostisch brauchbare Information

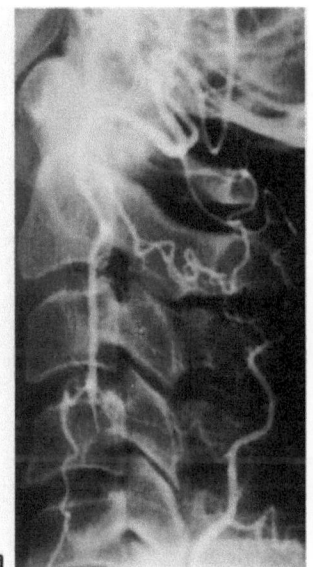
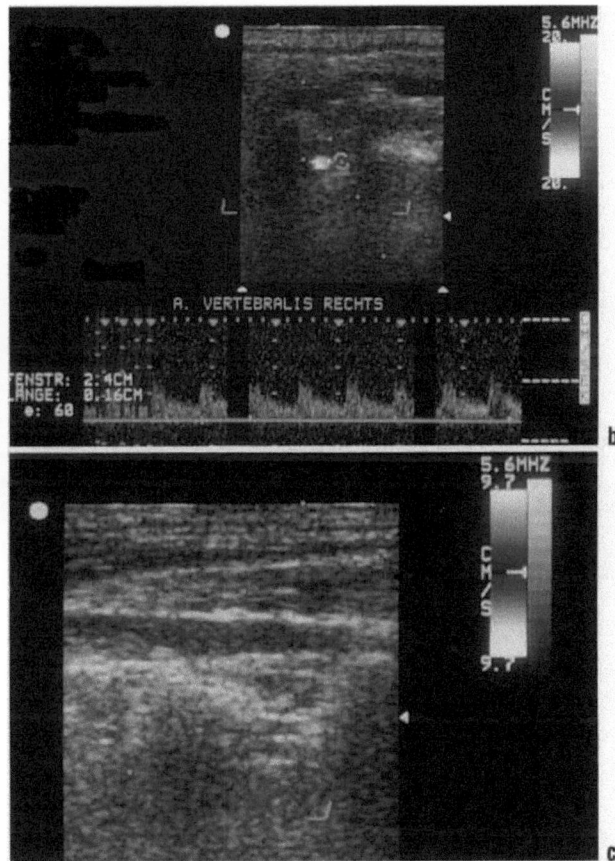

Abb. 7.8. a Das Angiogramm zeigt einen proximalen Verschluß der A. vertebralis, der über aszendierende Muskeläste kollateral kompensiert wird. **b** Farbduplex- und dopplersonographisch normaler (!) Befund im V_2-Abschnitt (Höhe C2/3). **c** Verschluß in Höhe von C4/5

ten mit dopplersonographisch nicht auffindbaren Vertebralarterien konnte in 19 Fällen ein normaler farbduplexsonographischer Befund erhoben werden. Auch bei 4 von 5 als hypoplastisch beurteilten Vertebralarterien fiel die Farbduplexsonographie unauffällig aus (Bergh et al. 1992). Delcker et al. (1992) beschreibt bei auffälligen Vertebralarterienbefunden eine sehr hohe Sensitivität der CW-Dopplersonographie, gibt im Vergleich mit der Farbduplexsonographie allerdings nur eine niedrige Spezifität (27%) an.

Da Vertebralisverschlüsse durch Zervikalarterien gut kollateralisiert sein können, schließt ein Normalbefund in einem distalen Abschnitt nicht unbedingt einen pathologischen Befund proximal aus. Es ist daher angebracht, möglichst alle Abschnitte diagnostisch zu erfassen (Abb. 7.8). Genauso wie im Karotisstrombahngebiet kommt eine arteriosklerotische Gefäßwanderkrankung der Vertebralarterien als Ausgangspunkt für arterioarterielle Hirnembolien in Betracht. Chronische Perfusionsstörungen auf hämodynamischer Basis sollen eher ungewöhnlich sein (Caplan et al. 1992).

Die hämodynamische Situation bei Basilarisverschlüssen hängt im Bereich der Atlasschlinge vom Ort des Verschlusses (proximal, Mitte, distal), von den Kollateralisationsverhältnissen in der hinteren Schädelgrube und vom Untersuchungszeitpunkt ab. Entsprechend variabel fallen die Ergebnisse der Ultraschalldiagnostik aus. Für das klinische Bild und die Prognose ist sehr wesentlich, inwieweit die langen Zirkumferenzarterien (z.B. A. cerebelli superior) in den Verschlußprozeß einbezogen sind. Von 12 Patienten mit gesichertem Basilarisverschluß fanden wir initial in 9 Fällen den typischen farbduplexsonographischen Befund einer weitgestellten Atlasschlinge mit Präokklusionssignal (s. Abb. 5.11), 3mal einen Normalbefund. Die unauffälligen Befunde waren in 2 Fällen durch Abfluß des Blutes in Kleinhirnarterien bei distalem Verschluß in Höhe des Basilariskopfes erklärbar. Einmal ist es zu einer raschen Rekanalisation gekommen. Wenn die Patienten überleben, normalisiert sich der Befund meist im Verlauf. Die Farbduplexsonographie erlaubt eine rasche, sichere und detaillierte Darstellung der Atlasschlinge. Dadurch ist bei Verdacht auf Basilarisverschluß eine differenzierte Indikationsstellung zur Angiographie und eine exakte Verlaufs- (und Therapieerfolgs-) Kontrolle möglich.

Befunddokumentation

Ein wesentlicher Vorteil der Farbduplexsonographie ist in der Möglichkeit einer aussagekräftigen Befunddokumentation zu sehen. Videoaufzeichnungen haben sich besonders bewährt. Sie geben späteren Betrachtern die Gelegenheit, Beurteilungen besser als bisher nachzuvollziehen und zu kontrollieren. Untersuchungen zur Reproduzierbarkeit farbduplexsonographischer Befunde ergaben einen hohen Grad an Übereinstimmung, wenn Patienten mit einer symptomatischen Karotisstenose von verschiedenen Untersuchern im Hinblick auf den Stenosegrad klassifiziert wurden; selbst die Ergebnisse der arteriellen DSA fielen nicht besser aus (Sitzer et al. 1993). Der Einwand, daß „Ultraschallbefunde so gut sind wie der Untersucher, der sie erhebt" kann in dieser Form deswegen wohl kaum noch weiter aufrecht erhalten werden.

Dies gilt in besonderem Maße auch für die transkranielle Farbduplexsonographie.

Zu einer kompetenten Befundbeschreibung gehört der Gebrauch einer adäquaten Terminologie.

7.2 Probleme und Grenzen der Farbduplexsonographie

Die Farbduplexsonographie stellt im Grunde eine Kombination aus einem B-Bild und einem Mehrkanalpulsdopplersystem dar. Probleme und Grenzen beider Komponenten müssen dem Untersucher vertraut sein, um einen farbduplexsonographischen Befund korrekt interpretieren zu können. Typisch für das B-Bild sind Reflexionsartefarkte und Schallschatten. Bekanntermaßen spielen auch Streuung, Laufzeitartefakte, Schichtebenenprobleme und ungünstige Beschallungswinkel („schräge Ebenen") eine Rolle (s. Abb. 7.3) (Übersicht: Hennerici u. Neuerburg-Heusler 1988).

Die Anwendung der Farbduplexsonographie setzt ein noch weitergehendes methodisches Verständnis voraus. Während am B-Bild im Verlauf einer Untersuchung in der Regel wenig geändert wird, muß das Farbbild immer wieder neu optimiert werden. Je nach Untersuchungstiefe, Richtung und Geschwindigkeit des Blutflusses müssen verschiedene technische Parameter variiert werden. Um eine möglichst hohe Bildwiederholungsrate zu erreichen, sollte der Farbsektor zunächst auf den Teil des Schnittbildes eingegrenzt werden, auf den sich das momentane diagnostische Interesse konzentriert. Dies hat außerdem den Vorteil, daß störende Bewegungsartefarkte aus umgebendem Gewebe ausgeblendet werden. Auch bei einer hohen Bildwiederholungsrate ist das zeitliche Auflösungsvermögen der Farbdarstellung begrenzt. Die Pulsatilität des Blutstroms ist nicht sicher beurteilbar und es können Frame-rate-Artefarkte (s. Abb. 3.20) auftreten. Ein kurzzeitiger Wechsel der Strömungsrichtung während des Herzzyklus kann nur mit Hilfe des Dopplerfrequenzspektrums genauer analysiert werden (s. Abb. 4.16). Die obere Grenzfrequenz der Farbskala muß im Verlauf der Untersuchung immer wieder an die Blutflußgeschwindigkeit des betreffenden Gefäßes angepaßt werden; zu niedrige Werte verursachen Alias-Effekte, im umgekehrten Fall sind langsame Strömungsgeschwindigkeiten nicht mehr erkennbar. Besonders bei der Diagnose ei-

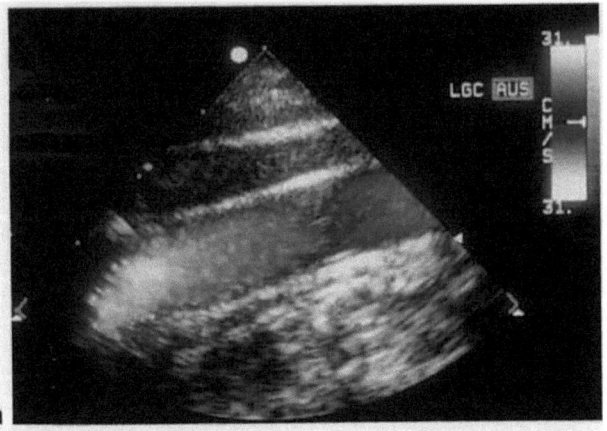

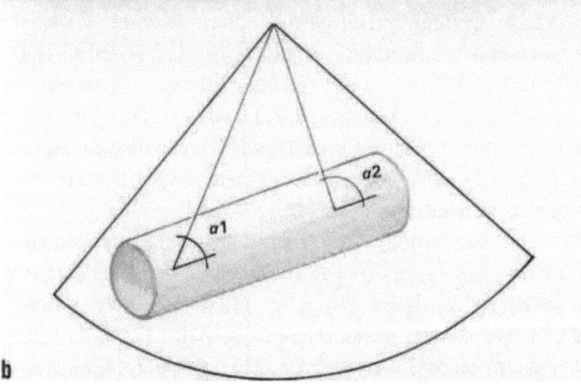

Abb. 7.9. a Bedingt durch die Schallkopfgeometrie entsteht fälschlich der Eindruck, daß die Strömungsgeschwindigkeit im Verlauf der A. carotis communis zunimmt. **b** Während im rechten Bildabschnitt aufgrund des fast senkrechten Schallwinkels (α_2) keine Farbdarstellung möglich ist, beobachtet man im linken Bildsektor bei günstigem Dopplerwinkel (α_1) einen Alias-Effekt

nes Vertebralisverschlusses oder bei subtotalen Verschlüssen („Pseudookklusionen") der A. carotis interna ist hierauf sorgfältig zu achten (s. Abb. 5.2).

Hinsichtlich der therapeutischen Konsequenzen ist es nicht ganz so wesentlich, ob eine Stenose als 70%ig oder 90%ig klassifiziert wird. Viel wichtiger ist es, eine subtotale Stenose von einem Verschluß zu differenzieren, da hiervon ganz entscheidend die Indikation zur Karotisendarteriektomie abhängt. Gerade in dieser Hinsicht erfordert die farbduplexsonographische Diagnostik besondere Aufmerksamkeit.

Da die Umsetzung des Frequenzdichtespektrums in einen bestimmten Farbton auf der Basis eines mathematischen Algorithmus erfolgt, erlaubt die Farbdarstellung allenfalls eine annähernde Einschätzung der *mittleren* Strömungsgeschwindigkeit, *nicht* etwa der systolischen Maximalfrequenz. Außerdem bleibt beim Aufbau des Farbbildes zwangsläufig unberücksichtigt, daß sich der Gefäßverlauf in Relation zur Beschallungsrichtung ändert, so daß auch von daher gesehen eine Quantifizierung

Probleme und Grenzen der Farbduplexsonographie

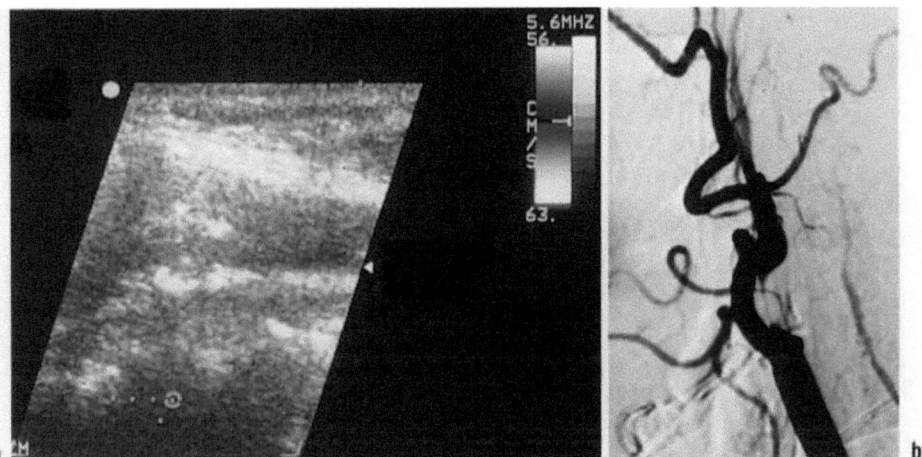

Abb. 7.10a,b. Filiforme Stenose der A. carotis interna. **a** Restlumen als dünner roter Strich dargestellt. (Kippen des Bildausschnittes auf Grund der ungünstigen Lokalisation der Stenose begünstigt die Farbdarstellung!) **b** Angiogramm

der Strömungsgeschwindigkeit nur näherungsweise möglich ist. Verfälschungen der Farbdarstellung können ferner mit der Schallkopfgeometrie zusammenhängen (Abb. 7.9). Für genaue Messungen (z.B. zur Quantifizierung von Stenosen) muß daher *immer* das Frequenzspektrum herangezogen werden. Die obere Grenzfrequenz (oder Geschwindigkeit), mit der die Farbskala beschriftet ist, gilt streng genommen nur für einen definierten Beschallungswinkel ($\alpha = 0°$; $\cos = 1$). Die Änderung des Winkelverhältnisses von Gefäßachse und Schallstrahl (z.B. bei Gefäßwindungen) führt zwangsläufig zu einer Fehleinschätzung, wenn nur das Farbkriterium zugrunde gelegt wird.

Für die Darstellung enger Restlumina ist die Farbduplexsonographie hilfreich (Abb. 7.10). Subtotale Steno-

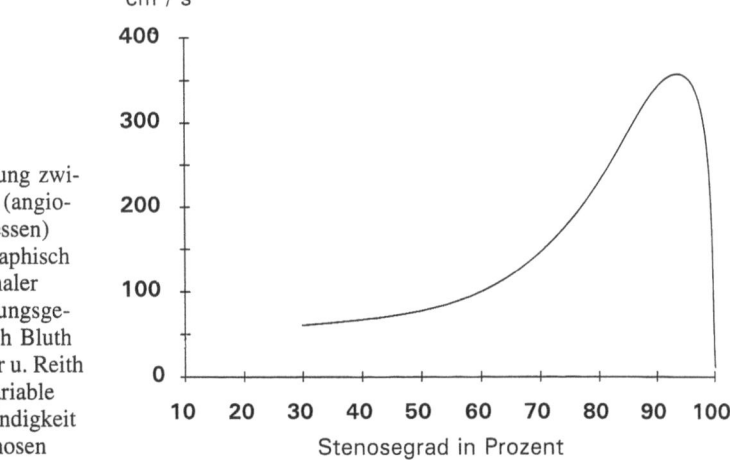

Abb. 7.11. Beziehung zwischen Stenosegrad (angiographisch ausgemessen) und dopplersonographisch gemessener maximaler systolischer Strömungsgeschwindigkeit (nach Bluth et al. 1988; Spencer u. Reith 1979). Beachte: variable Strömungsgeschwindigkeit bei subtotalen Stenosen

sen stellen dennoch nach wie vor ein besonderes Problem dar. Kurz bevor eine Restperfusion endgültig zum Erliegen kommt (Abb. 7.11), ist die Strömungsgeschwindigkeit so niedrig, daß eine Farbkodierung technisch kaum mehr möglich ist. Ein sog. „jet–stream" ist kein sicherer Indikator dafür, daß die Arterie noch offen ist. Vielmehr kommt es ganz wesentlich darauf an, auch die poststenotische Perfusion nachzuweisen (Görtler et al. 1994). Farbpixel innerhalb und außerhalb des Gefäßes, die charakteristischerweise distal von subtotalen Stenosen gesehen werden („confetti sign"), sind wahrscheinlich auf Wandvibrationen zurückzuführen (Widder 1993). Sitzer et al. (1993) konnten anhand einer prospektiven Serie von 56 Patienten zeigen, daß die Farbduplexsonographie verglichen mit der CW-Dopplersonographie und der Magnetresonanzangiographie am besten geeignet ist, eine subtotale Stenose von einem Verschluß zu differenzieren.

Erschwert wird die Beurteilung der Karotisbifurkation gelegentlich durch Schallschatten hinter Plaques, die sowohl das B-Bild als auch die Farbe auslöschen und auf diese Weise mögliche pathologische Befunde überdecken (Abb. 7.12). In einer Untersuchungsserie von Erickson et al. (1989) war eine Einschätzung des Stenosegrades aufgrund „kalzifierender" Plaques in 13% der Fälle nicht möglich.

Die Farbe dient bei der Untersuchung als Leitschiene, sie ist aber *kein* „Kontrastmittel". Deswegen ist bei Querschnittsmessungen auf der Basis von Farbkonturen Vorsicht geboten. Die Erfassung wandnaher langsamer Strömungsanteile hängt sehr von technisch vorgegebenen Parametern ab (Filtereinstellungen, Größe der Farb-

Abb. 7.12. a Die farbduplexsonographische Darstellung der distalen A. carotis communis ist durch einen Schallschatten eingeschränkt. **b** Angiographisch erkennt man eine filiforme Stenose unmittelbar vor der Bifurkation

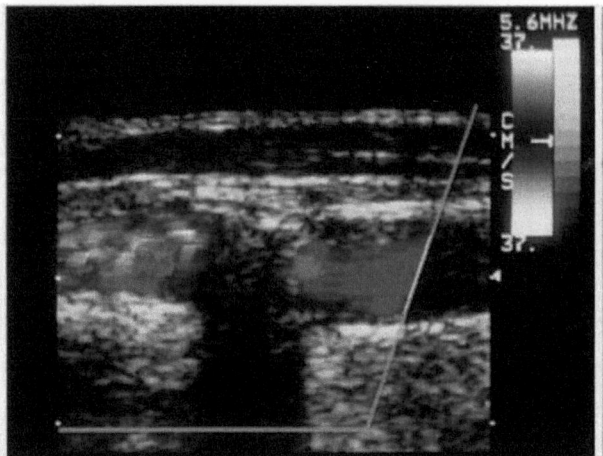
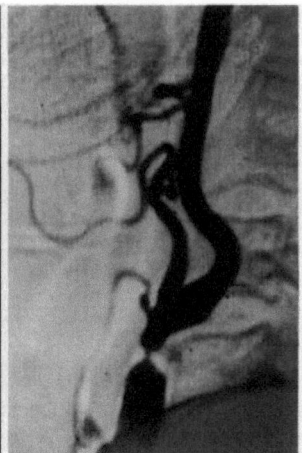

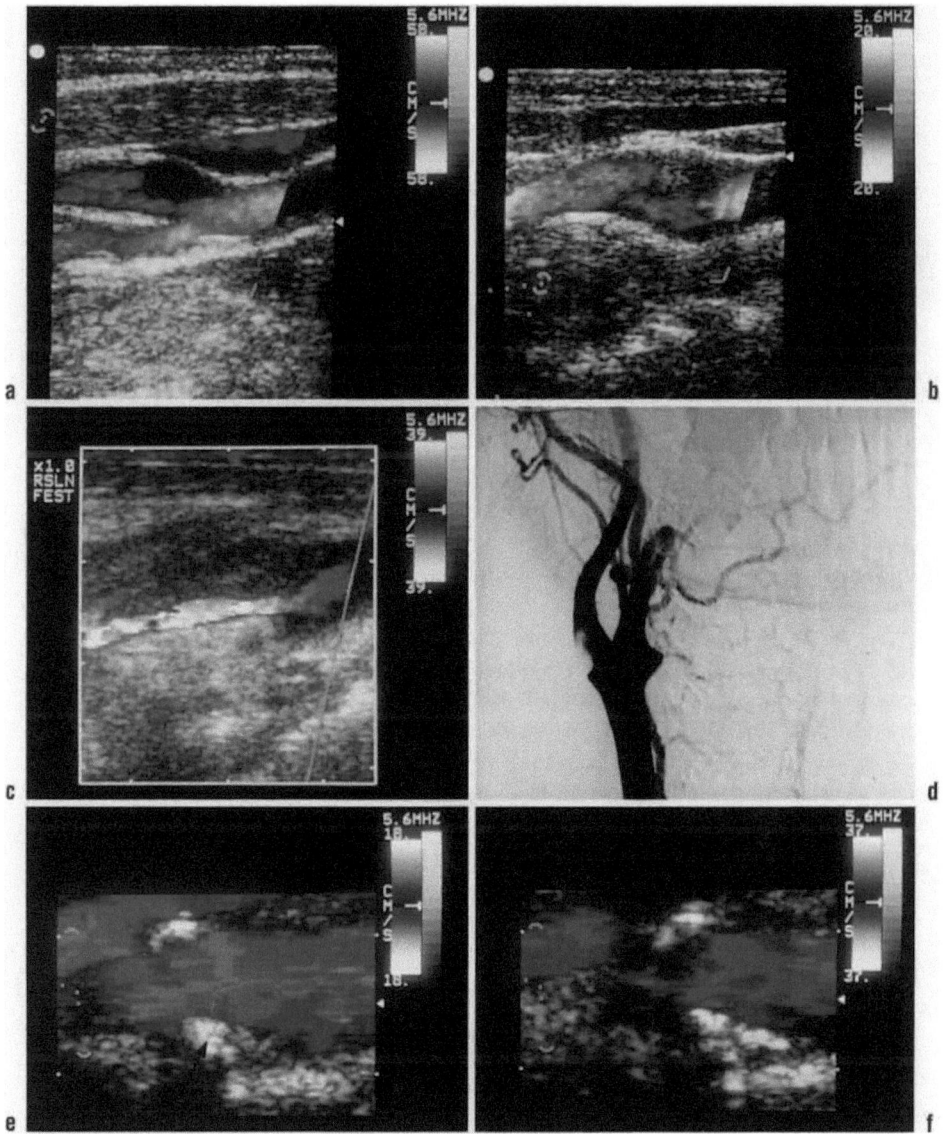

Abb. 7.13. a Farbauslöschung infolge eines ungünstigen Beschallungswinkels im Bereich der Separationszone des Karotisbulbus. **b** Auch hier angiographisch keine Stenose. Bei Verengung des Lumens wäre in beiden Fällen eine farbduplexsonographisch erkennbare Strömungsbeschleunigung zu erwarten. **c** Reeller Befund: Echoarmer keilförmig ins Lumen ragender Thrombus mit Strömungsbeschleunigung im Restlumen. **d** Das zugehörige Angiogramm. Die Farbdarstellung der hämodynamischen Verhältnisse in der Umgebung einer Plaque stellen sich je nach Wahl der Pulsrepetitionsfrequenz unterschiedlich dar. Auch für die Beurteilung der Plaqueoberfläche ist dies von entscheidender Bedeutung: **e** niedrige PRF, **f** hohe PRF (*Pfeil* Plaque)

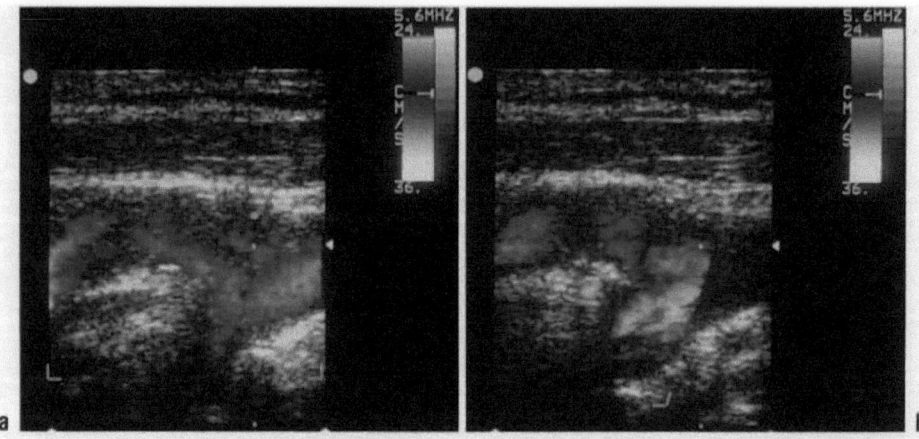

pixel, Verstärkung usw.); auch die Untersuchungstiefe spielt eine Rolle. Die Messung wird um so ungenauer, je kleiner der Gefäßquerschnitt ist (z. B. Restlumen einer Stenose !). Die Detailgenauigkeit des Farbbildes, d. h. die „velocity resolution", wird daher gemeinhin überschätzt.

Im Vergleich zur arteriellen digitalen Subtraktionsangiographie wurde der Stenosegrad durch Ausmessen des farbigen Restlumens in 25% zu hoch und nur in 4% zu niedrig eingestuft (Erickson et al. 1989). Die Klassifikation des Stenosegrades auf der Basis der systolischen Maximalgeschwindigkeit für Stenosen von mehr als 50% stimmte besser überein. Demgegenüber wurden sehr kurzstreckige Stenosen von ca. 70% farbduplexsonographisch von de Bray et al. (1993) eher unterschätzt. Einstellungs-

Abb. 7.14a,b. Karotisbifurkation mit Separationszone. Abhängig vom Kippwinkel des Farbfeldes ändern sich Größe und Form der Ablösungszone.
a Farbwinkel senkrecht zum Karotisbulbus. **b** Nach links verschobener Farbausschnitt, der einen günstigeren Dopplerwinkel gewährleistet

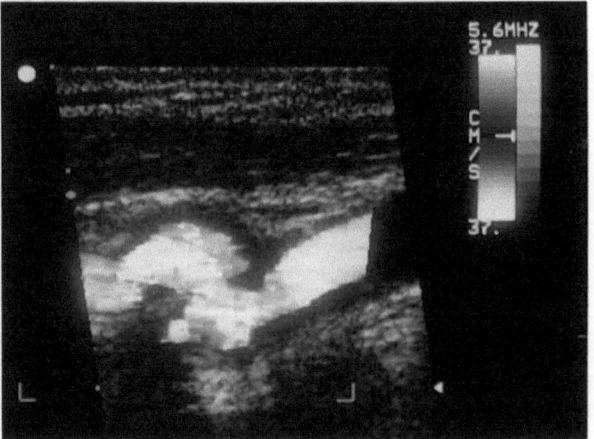

Abb. 7.15. Auffällige Diskrepanz zwischen Gefäßkaliber und dopplersonographisch gemessener Strömungsbeschleunigung bei kontralateralem Verschluß der A. carotis interna. In der Farbdarstellung dominieren in Höhe des Karotis-interna-Abgangs Alias-Effekte infolge hoher Strömungsgeschwindigkeiten (hier systol. Maximalgeschwindigkeit > 8 kHz!). Eine besondere Lumeneinengung ist aber nicht erkennbar. Auch angiographisch normaler Befund

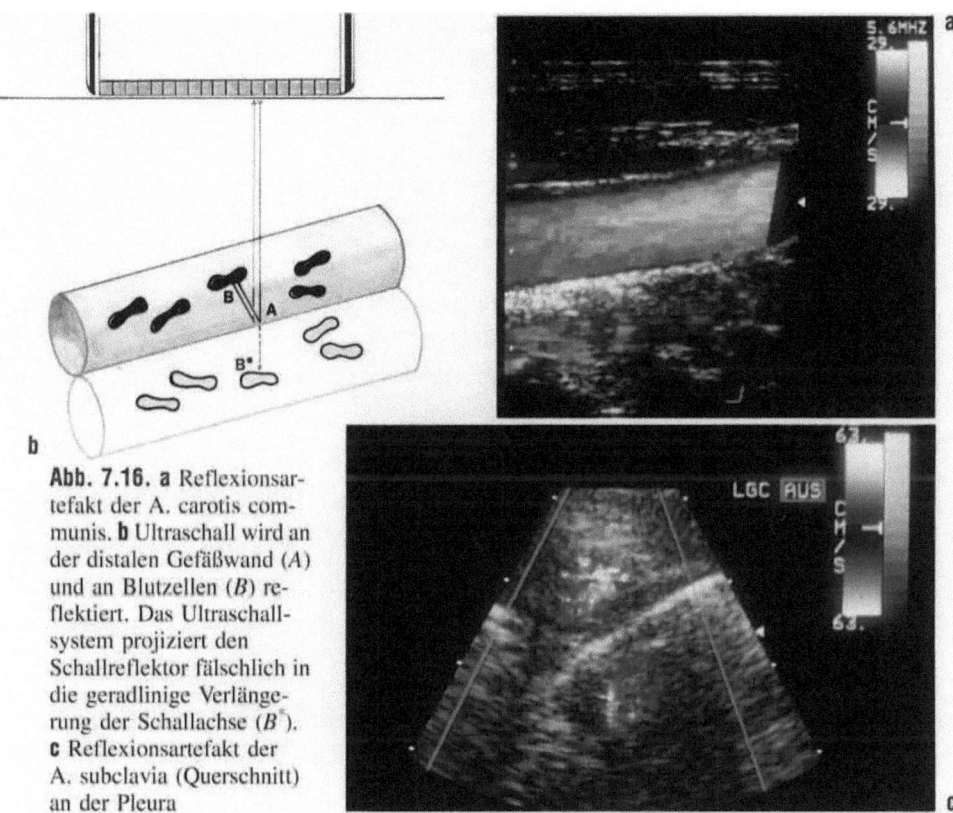

Abb. 7.16. a Reflexionsartefakt der A. carotis communis. b Ultraschall wird an der distalen Gefäßwand (A) und an Blutzellen (B) reflektiert. Das Ultraschallsystem projiziert den Schallreflektor fälschlich in die geradlinige Verlängerung der Schallachse (B^*). c Reflexionsartefakt der A. subclavia (Querschnitt) an der Pleura

parameter, gerätetechnische Faktoren (Größe der Farbpixel usw.) sowie biologische Gegebenheiten (Morphologie und Hämodynamik der Stenosen) können als Erklärung für die diskrepanten Studienergebnisse angeführt werden.

Bei transkraniellen Untersuchungen sind Rückschlüsse von der Farbdarstellung auf das Gefäßkaliber unmöglich.

Auch für die Beurteilung der Oberflächenmorphologie von arteriosklerotischen Plaques spielen die Grenzen der räumlichen Farbauflösung eine wichtige Rolle. Beispielsweise können ungünstige Beschallungswinkel zur Auslöschung des Farbsignals führen: Strömung senkrecht zur Beschallungsebene wird nicht erfaßt und fälschlicherweise als „echoarme" Plaquebildung fehlinterpretiert. Umgekehrt füllen Farbpixel echoarme Zonen aus, wenn kleine Lücken zwischen benachbarten Dopplersignalen durch technische Interpolation ausgefüllt werden, um das Bild zu „glätten". Es ist deswegen nicht immer ganz einfach, reelle Befunde eindeutig von einem Artefakt, das durch fehlende Farbkodierung bedingt ist, zu differenzieren (Abb. 7.13). Um derartige Fehler zu vermeiden und um die Qualität der Farbdarstellung zu verbessern, sollte man - insbesondere bei Linearsonden - darauf achten, daß ein möglichst kleiner Winkel zwischen der Schallachse des Farbfensters und der Arterie besteht. Deshalb wird das Farbbild elektronisch gekippt oder der Kippwinkel während der Untersuchung manuell nach Bedarf variiert. Die Abbildung 7.14 zeigt am Beispiel der Karotisbifurkation, wie Größe und Form der Ablösungszone von der Einstellung des Farbwinkels abhängen. Man erkennt, daß die Größe dieser Separationszone nicht nur von technischen, sondern auch wesentlich von physiologischen Variablen determiniert wird und sich kaum reproduzierbar quantifizieren läßt. Diese Problematik spielt hauptsächlich bei wissenschaftlichen Fragestellungen eine Rolle (Steinke et al. 1990a).

Mangelnde Übereinstimmung zwischen angiographischer und farbduplexsonographischer Einschätzung des Stenosegrades liegt in vielen Fällen in ungenauer Winkelkorrektur begründet (Sumner 1990). Wenn beispielsweise mit einem Winkel von 50° statt von 60° korrigiert wird, resultiert hieraus ein Fehler von 29%; d.h., man überschätzt die Strömungsgeschwindigkeit und damit das Ausmaß der Stenose. Auch bei kontralateralem Verschluß kann der Blutfluß in der A. carotis interna im Rahmen der Kollateralisation beschleunigt sein (Abb. 7.15).

Reflexionsartefakte, die uns vom B-Bild her bekannt sind, kommen auch in der Farbduplexsonographie vor. Sie entstehen an stark schallreflektierenden Schich-

Abb. 7.17. Verschiedene farbduplexsonographische Artefakte bei Darstellung der A. carotis communis mit einer 5-MHz-Sektorsonde

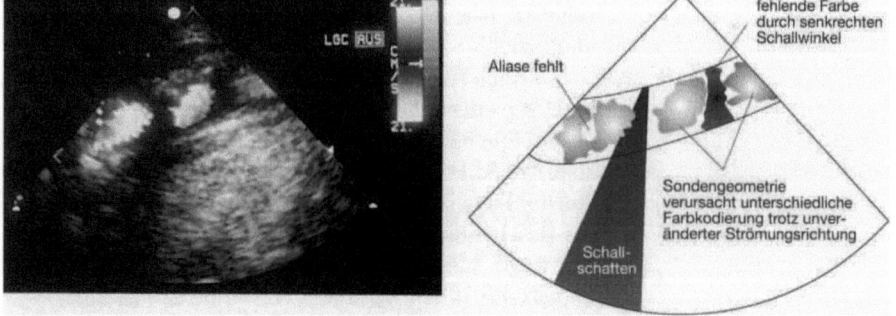

ten wie z. B. der Pleura und erzeugen dann ein Spiegelartefakt der A. subclavia (Reading et al. 1990). Nicht selten beobachtet man „mirror images" der A. communis (Abb. 7.16). Weitere mögliche Farbduplexartefakte sind in im folgenden zusammengefaßt:

- Vortäuschung nicht vorhandener Gefäße (Reflexionsartefakte),
- fehlende Farbdarstellung vorhandener Gefäße (niedrige Strömungsgeschwindigkeit, Wahl falscher technischer Untersuchungsparameter, Schallschatten),
- Pulsations- und Bewegungsartefakte (Wandpulsationen, „confetti sign"),
- verfälschte Wiedergabe der Hämodynamik (Alias-Phänomene, Frame-rate-Artefakte),
- Artefakte, die durch Sondengeometrie entstehen.

Wie wichtig die Kenntnis der Farbduplexartefakte für die Bildinterpretation ist, zeigt die Abbildung 7.17.

Bei Berechnungen der maximalen systolischen Strömungsgeschwindigkeit aus dem Dopplerfrequenzspektrum (z.B. zur Klassifikation von Karotisstenosen) können bei Linear-array-Multielementsonden Meßfehler auftreten. Diese Meßfehler führen zu einer Überschätzung der Strömungsgeschwindigkeit von bis zu 60% (!), je nach Gerätehersteller. Der Meßfehler entsteht dadurch, daß der Dopplerschallimpuls von Kristallen generiert wird, die im Zentrum des Schallkopfes liegen, während für die Berechnung des Kosinuswinkels (s. Kap.3) randständige Elemente zugrundegelegt werden (Daigle et al. 1990).

7.3 Ergebnisse der transkraniellen Farbduplexsonographie

Die Schnittbilddarstellung der intrakraniellen Arterien mittels Ultraschall war bei Erwachsenen bislang nicht möglich. Mit Einführung der Farbduplexsonographie ist hier ein diagnostisches Fenster aufgestoßen worden (Bogdahn et al. 1990; Becker et al. 1991a,b,d) (Abb. 7.18). Erste Erfahrungen zeigen, daß jetzt eine exakte Identifikation der kaliberstarken basalen Hirnarterien in ihrer Beziehung zu Parenchymstrukturen möglich ist (s. 6.1.1). Diese Methode erlaubt erstmals eine Quantifizierung hämodynamischer Parameter unter Berücksichti-

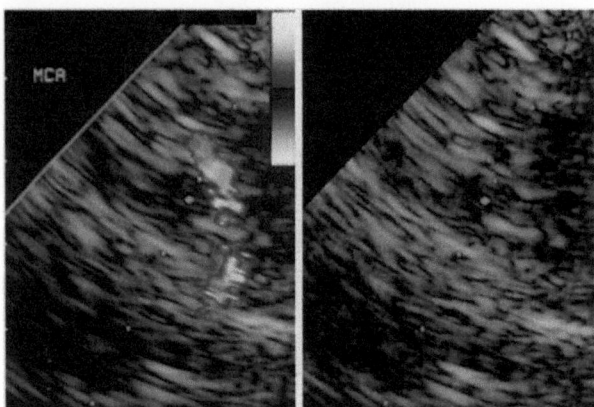

Abb. 7.18. Die Darstellung der intrakraniellen Arterien ist nur mit Hilfe der Farbkodierung möglich (*hier*: A. cerebri media in identischen Schnittebenen)

gung des Insonationswinkels (Kaps u. Behrmann 1992; Hashimoto u. Hattrick 1991; Bartels 1992; Martin et al. 1993) und gewährleistet gut reproduzierbare und dokumentierbare Befunde (Tsuchiya et al. 1990; Schöning u. Walter 1992; Baumgartner et al. 1993a).

Erfahrungsgemäß ist es unter pathologischen Bedingungen (d.h. starke Strömungsbeschleunigungen im verengten Arteriensegment) schwierig, mit der *konventionellen* transkraniellen Dopplersonographie die maximale systolische Strömungsgeschwindigkeit reproduzierbar festzulegen. Bereits kleine Änderungen bei der Positionierung des Meßvolumens können zu unterschiedlichen Resultaten führen und damit bei Verlaufsuntersuchungen Änderungen des Stenosegrades vortäuschen. Deshalb sind gut reproduzierbare sonographische Meßdaten Voraussetzung, um Veränderungen der intrakraniellen Hämodynamik oder die Progredienz einer intrakraniellen Stenose exakt beurteilen zu können.

Der **akute Schlaganfall** verspricht die wesentliche Indikation zur transkraniellen Farbduplexsonographie zu werden. Die Begutachtung der intrakraniellen Hämodynamik ist unmittelbar bei Aufnahme eines Schlaganfallpatienten im Zusammenhang mit der Untersuchung der extrakraniellen Hirnarterien möglich. Bereits in dieser Phase können auch Stammganglienhämatome diagnostiziert werden. Insofern gewinnt der behandelnde Arzt in einem Untersuchungsgang mehrere Informationen, die er für nachfolgende diagnostische und therapeutische Entscheidungen nutzen kann. Infarziertes Hirngewebe kann in der Akutphase mit Ultraschall nicht von gesundem Hirngewebe differenziert werden. Dies gilt auch für das begleitende Hirnödem. Allenfalls ist das postischämische Ödem indirekt aufgrund des raumfordernden Effektes erkennbar. Komplette Mediaverschlüsse, die mit der konventionellen transkraniellen Dopplersonographie besondere diagnostische Probleme bereiten, sind farbduplexsonographisch ungleich besser nachweisbar. Während fehlende Dopplersignale sonst nur mit Einschränkung diagnostisch verwertbar sind, kann die A. cerebri media mit Hilfe der B-Bilddarstellung für dopplersonographische Registrierungen gezielt aufgesucht werden. Wenn keine Strömungssignale gemessen werden können, obwohl die Strukturen der A. cerebri media in der Fissura-Sylvii erkennbar sind, ist eine Obstruktion sehr naheliegend. Die niedrigste meßbare Strömungsgeschwindigkeit muß größer sein als der kleinste Hochpaßfilter und dürfte bei günstigem Dopplerwinkel bei etwa 3-5 cm/s liegen.

Erste Ergebnisse unserer prospektiven Schlaganfallstudie, die derzeit 63 konsekutive Schlaganfallpatienten umfaßt, die innerhalb der ersten 48 h nach computertomographisch gesichertem Hirninfarkt untersucht wurden, ergaben bei 36% der Patienten mit einem Infarkt im Versorgungsbereich der A. cerebri media einen Verschluß im M_1-Segment (s. Tabelle 6.2). Diese hohe Rate ist sicher nicht allein als Resultat einer besonderen Selektion schwer betroffener Patienten zu verstehen, sondern legt die Vermutung nahe, daß spontan rekanalisierende A.-cerebri-media-Verschlüsse häufiger sind, als bislang vermutet wurde. Im Verlauf kam es bei 11 von 12 Patienten zur Rekanalisation, wodurch die Zuverlässigkeit der initial gestellten Diagnose eines A.-cerebri-media-Verschlusses auch retrospektiv noch belegt wird. Differenzen von mehr als 20% der winkelkorrigierten maximalen systolischen Strömungsgeschwindigkeit wurden im Seitenvergleich bei 5 Patienten mit ischämischem Insult beobachtet. Hierbei handelte es sich entweder um eine postischämische Hyperperfusion, oder die Strömungsgeschwindigkeit war infolge einer peripheren Strombahnblockade (Astverschlüsse) vermindert. Bei einem Patienten lagen beginnende Spasmen nach einer Subarachnoidalblutung (SAB) vor. Bei 3 Patienten konnte eine hämorrhagische Transformation des Infarktes nachgewiesen werden (s. Abb. 6.7).

Bei Stenosen der A. cerebri media eignet sich die transkranielle Duplexsonographie sowohl zur Diagnose als auch zur Beurteilung des Verlaufs (s. Abb. 6.6). Hämodynamische Stenosen der A. cerebri media (über 50% Querschnittsreduktion in der a.-p. Projektion der arteriellen DSA) lassen sich durch einen Vergleich der Blutfluß-

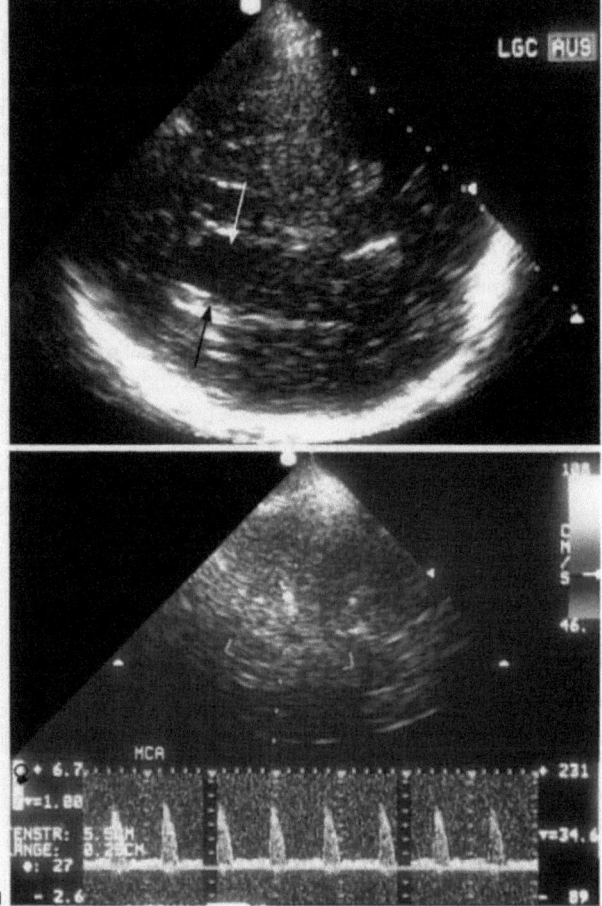

Abb. 7.19a,b. Patient mit Verschlußhydrozephalus (Meningeosis carcinomatosa). Axiale Darstellung der Cella media des Seitenventrikels (*Pfeile*) im Zeitverlauf **a** vor, **b** nach Anlage einer Ventrikelüberlaufdrainage. Daneben jeweils das Dopplerfrequenzspektrum der A. cerebri media. Beachte die Abnahme der Pulsatilität nach Drainge als hämodynamisches Zeichen abnehmenden Hirndrucks

geschwindigkeit zwischen der symptomatischen und der asymptomatischen Seite mit einer Sensitivität von 91% und einer Spezifität von 100% diagnostizieren, wenn die ipsilaterale Flußgeschwindigkeit 110 cm/s überschreitet und die Seitendifferenz größer als 45 cm/s ist (Seidel et al. 1992).

Die differentialdiagnostische Zuordnung einer Strömungsbeschleunigung im Bereich des Circulus arteriosus mit Hilfe der *konventionellen* transkraniellen Dopplersonographie bereitet immer wieder Probleme. Es kann sich um eine Stenose, um eine funktionelle Strömungsbeschleunigung in einem Kollateralkreislauf bei extrakraniellen Obstruktionen, um eine postischämische Hyperperfusion oder auch eine distal gelegene arteriovenöse Malformation handeln. Hier schafft die transkranielle

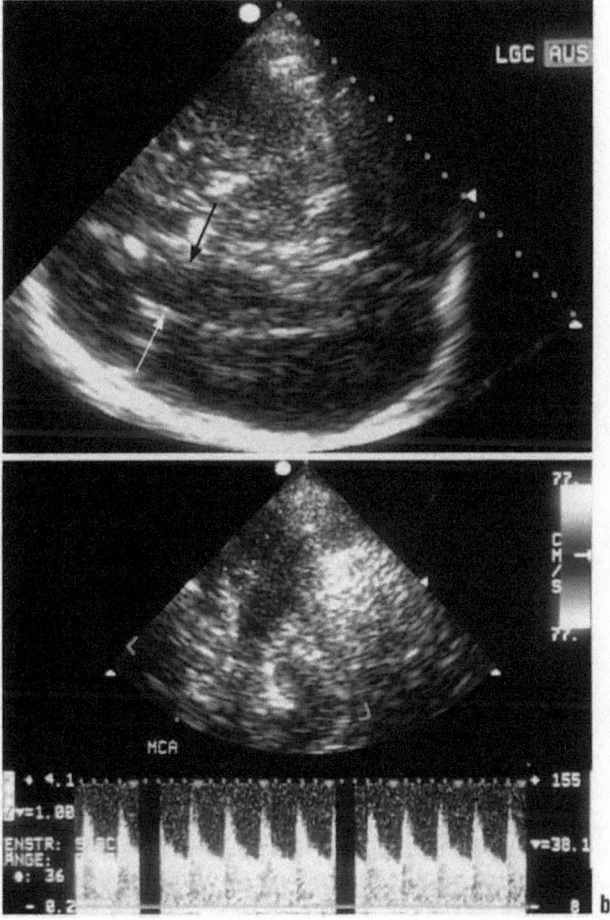

Farbduplexsonographie Klarheit, indem sie eine eindeutige topographische Zuordnung ermöglicht. Der praktische Wert des Ultraschalls beim Nachweis von Aneurysmen ist aber dadurch limitiert, daß ein Ausschluß dieser gefährlichen Hirngefäßerkrankung nicht möglich ist. Becker et al. (1991c) sahen nach einer SAB in 20 von 26 (76%) Fällen das zugrundeliegende Aneurysma (Durchmesser größer als 3 mm) im Ultraschallbild. Baumgartner et al. (1993) konnten 11 von 16 angiographisch gesicherten Aneurysmen mit Hilfe der transkraniellen Farbduplexsonographie nachweisen; 2 thrombosierte und 3 kleinere Aneurysmen (Durchmesser 4-5mm) waren nicht darstellbar. Auch eine differenzierte Analyse der Strömungsverhältnisse in sackförmigen Aneurysmen war in einigen Fällen möglich.

Derzeit ist das begrenzte Auflösungsvermögen der niederfrequenten Schallwandler der limitierende Faktor für eine differenziertere Parenchymdarstellung. Außerdem ist abhängig von Alter und Geschlecht mit Insonationsproblemen zu rechnen, da die Diploe (nicht etwa die kompakte Lamina externa oder interna) des Schädelknochens Schall reflektiert und streut (Eden 1992). Wir fanden in einer Serie von 91 Patienten (26 weiblich, 65 männlich, Durchschnittsalter 55 Jahre) mit zerebrovaskulären Erkrankungen in 20% der Fälle mit einem 2,5-MHz-Sektorschallkopf kein brauchbares akustisches Knochenfenster. Diese Ergebnisse dürften sich durch Applikation höherer Schallenergie noch etwas verbessern lassen, wobei dann jedoch auch die Reflexions- und Streuungsprobleme in Zusammenhang mit der Schädelkalotte zunehmen.

In der Pädiatrie werden anhand transkranieller Duplexbefunde Aufschlüsse über die Pathophysiologie des Hydrozephalus gewonnen (Prenzlau u. Bildge 1986; Anderson et al. 1988; Chadduck et al. 1989). Dies könnte in Zukunft auch bei Erwachsenen ein Anwendungsgebiet darstellen; zur Zeit fehlen aber noch größere klinische Erfahrungen (Abb. 7.19).

Die Abbildung der *intrakraniell* gelegenen Abschnitte des **vertebrobasilären Systems** eröffnet neue Perspektiven für die klinische Anwendung. Bislang waren diagnostische Aussagen aufgrund transkraniell dopplersonographischer Untersuchungen, bedingt durch den geschlängelten Verlauf der Arterien in der hinteren Schädelgrube und der anatomischen Variabilität, nur unter Vorbehalt möglich (Mull et al. 1990). Eine sichere Unterscheidung der beiden Vertebralarterien gelingt transkraniell dopplersonographisch nicht ohne Kompression der Atlasschlinge. Auch die Zuordnung von Dopplersignalen zur Vertebral- oder zur Basilararterie bereitet häufig Probleme. Schließlich kennt jeder aus Erfahrung Fälle, in denen aufgrund der Flußrichtung und der Tiefenfokussierung Signale registriert werden, die keine plausible Identifikation erlauben. Meistens handelt es sich dabei um nicht näher differenzierbare Kleinhirnarterien. Es ist zu erwarten, daß ein großer Teil dieser Probleme durch die Farbduplexsonographie überwunden werden kann, so daß auch im hinteren Hirnkreislauf eine dem Karotiskreislauf vergleichbare diagnostische Sicherheit erreicht wird. Bei einem proximalen Verschluß einer Vertebralarterie kann durch die transnuchale Beschallung das Ausmaß der Kollateralisation über Muskeläste beurteilt werden.

Pathologische Strömungsverhältnisse beim Subclaviansteal-Syndrom sind transnuchal (in Höhe des Foramen magnum) wie auch intertransversal durch die unterschiedliche farbliche Darstellung der Flußrichtung augenfällig, auch arteriovenöse Fisteln in dieser Region sind bei guten Insonationsbedingungen zu erkennen.

Die transkranielle Farbduplexsonographie beim Erwachsenen ist erst kürzlich ins diagnostische Blickfeld gerückt. Sie gehört zu den neuesten Entwicklungen auf dem rasch expandierenden Feld der neurosonologischen Gefäßdiagnostik. Die Fortschritte auf dem Gebiet der Geräte- und Sondentechnologie lassen weitere Verbesserungen erwarten. Ein vielversprechender Ansatzpunkt ist der Einsatz von Ultraschallkontrastmitteln (Nanda und Schlief, 1994). Erste Erfahrungen zeigen, daß bei transtemporaler Beschallung auch weiter peripher gelegene Abschnitte der Media- und Anteriorstrombahn (M_2-, M_3-, A_2-Segment) sowie die Aa. communicantes darstellbar sind (Bogdahn et al., 1993). Außerdem können die inneren Hirnvenen und der Sinus sagittalis inferior sichtbar gemacht werden. Abbildung 7.20 zeigt, wie nach venöser Injektion eines Echokontrastverstärkers (agitiertes Phospholipid, BYK 963) der gesamte – vorher nicht sichtbare – Circulus arteriosus Willisii im kranialen Übersichtsbild zur Darstellung kommt. Die Dauer der optimalen Kontrastverstärkung hängt von der Applikationsmenge und -form ab. Sinn der Kontrastverstärkung ist es, eine Verbesserung des Rausch/Signal Verhältnisses zu erreichen, ohne daß Übersteuerungs- und Reflektionsartefakte auftreten oder die Farbsignale benachbarter Gefäßabschnitte miteinander konfluieren. Welche klinisch relevanten diagnostischen Vorteile resultieren, bedarf weiterer Klärung. Extrakraniell wurde über eine bessere Abgrenz-

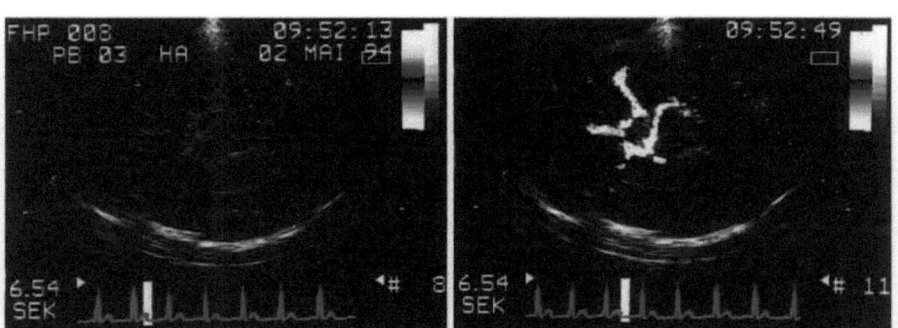

Abb. 7.20. a Axiale Schnittebene. Trotz eingeschaltetem Farbsektor sind nur die basalen Zisternen und die gegenüberliegende Kalotte erkennbar. **b** 15 Sekunden nach der Applikation von 5 ml BYK 963 wird der komplette Circulus arteriosus mit Segmenten der ACA, MCA und PCA sichtbar

barkeit der Plaqueoberfläche und des residuellen Lumens hochgradiger Karotisstenosen berichtet (Sitzer et al., 1994). Über intrakranielle pathologische Befunde liegen noch keine Mitteilungen vor. Möglicherweise öffnet Echoverstärkung neue, bislang nicht nutzbare „akustische Knochenfenster".

8 Gegenwärtiger Stand der Prävention und Therapie von Verschlußprozessen der hirnzuführenden Arterien

Die Drosselung der Hemisphärendurchblutung durch Karotisstenosen ist nur selten ausschlaggebend für die Entstehung eines Insultes. Eingehende pathogenetische Analysen zeigen, daß von arteriosklerotischen Plaques ausgehende arterioarterielle Embolien einen wesentlich wichtigeren Schlaganfallmechanismus darstellen. Der Wert prophylaktischer Therapie ist demnach daran zu messen, inwieweit es gelingt, embolische Komplikationen (die bevorzugt periokklusiv auftreten) zu verhindern. Darüber hinaus müssen diejenigen Patienten identifiziert werden, die wirklich hämodynamisch gefährdet sind.

Nach langen Diskussionen über den Nutzen der Karotisendarteriektomie liegen jetzt aussagekräftige Ergebnisse randomisierter multizentrischer Studien vor (NASCET). Demnach profitieren Patienten mit **symptomatischen hochgradigen Karotisstenosen** (distaler Stenosegrad 70-99%) eindeutig von der Karotisendarteriektomie. Verglichen mit medikamentöser antithrombotischer Behandlung war die Rate erneuter ischämischer Ereignisse in der chirurgisch therapierten Gruppe mehr als ein Drittel niedriger (Nachbeobachtungszeit durchschnittlich 18 Monate). Die absolute Risikoreduktion betrug 17% gegenüber konservativ behandelten Patienten, wobei eine perioperative Morbidität und Mortalität von 5% (Mortalität < 1%) einkalkuliert ist. Ergebnisse der Gruppe mit niedriggradigen Stenosen (< 70%) liegen noch nicht vor, werden aber demnächst erwartet (NASCET Collaborators 1991). Eine Zwischenauswertung der European Carotid Surgery Trialists Collaborative Group (ECST) (1991) kommt zu vergleichbaren Ergebnissen. Auch hier profitieren Patienten mit hochgradigen Karotisstenosen von der Endarteriektomie. Das Risiko für eine ipsilaterale Ischämie bei Karotisstenosen vermindert sich durch die Endarteriektomie auf rund ein Sechstel. Die Gesamtrate perioperativer Komplikationen betrug 7,5%, wobei *schwere* Schlaganfälle und Todesfälle 3,7% ausmachten. Patienten mit leichten Karotisstenosen (0-29%) profitierten nicht von einer Endarteriektomie, für mittelgradige Stenosen (30 - 69%) liegen noch keine Ergebnisse vor.

In der NASCET Studie wurde ein *distaler* Stenosegrad von 70% als „cut-off-point" zugrundegelegt. Dies entspricht nach den Kriterien der ECST-Studie – hier wurde der *lokale* Stenosegrad bestimmt – einer ca. 82%-Stenose (Barnett u. Warlow 1993). Es sei außerdem noch darauf verwiesen, daß die Empfehlungen der NASCET- und ECST-Studie für Patienten gelten, bei denen die ischämische Episode nicht länger als 6 Monate zurückliegt.

Nach wie vor setzen Empfehlungen zur operativen oder medikamentösen (antithrombotischen) Therapie eine sehr eingehende neurologische und internistische bzw. kardiologische Abklärung voraus. Zunächst muß der kausale Zusammenhang zwischen den neurologischen Symptomen und der Karotisläsion so weit als möglich gesichert werden, außerdem müssen Begleiterkrankungen, die das Operationsrisiko erhöhen, eingehend abgeklärt sein. Signifikante Risikofaktoren für Endarteriektomiekomplikationen sind beispielsweise Alter (über 75 Jahre), schwere Hypertonie und Angina pectoris in der Vorgeschichte (McCrory et al. 1993). Schließlich sollte nur in Zentren mit umfassenden gefäßchirurgischen Erfahrungen und hoher Operationsfrequenz endarteriektomiert werden, wo sich die perioperative Morbidität und Mortalität in akzeptablen Grenzen bewegt (NASCET: < 5%). Im Rahmen der Nutzen-Risiko-Abwägung therapeutischer Verfahren existiert also immer noch ein individueller Ermessensspielraum, so daß im Einzelfall auch die persönliche Einstellung des Patienten gegenüber einem operativen Eingriff ausschlaggebend sein kann.

Kombinierte Stenosen und Verschlüsse mehrerer hirnversorgender Arterien stellen ein besonderes Problem dar. Es ist anzunehmen, daß gerade diejenigen Patienten ein erhöhtes Operationsrisiko haben, die von dem prophylaktischen Eingriff am meisten profitieren. Klare Richtlinien, wie bei einseitigen symptomatischen Stenosen, existieren bislang nicht und auch keine kontrollierten Studien. Die Entscheidung zur Endarteriektomie erfolgt auf empirischer Basis unter Berücksichtigung der eingangs beschriebenen Gesichtspunkte.

Asymptomatische Karotisstenosen stellen aufgrund ihres gutartigen Spontanverlaufs zunächst keine gesicherte Operationsindikation dar (CASANOVA Study Group 1991). Das Hirninfarktrisiko einer asymptomatischen Karotisstenose liegt zwischen 1% und 2% pro Jahr und damit niedriger als die zu erwartende perioperative Komplikationsrate. Hier ist allerdings eine sorgfältige klinische Überwachung des Patienten nötig, und es sollte

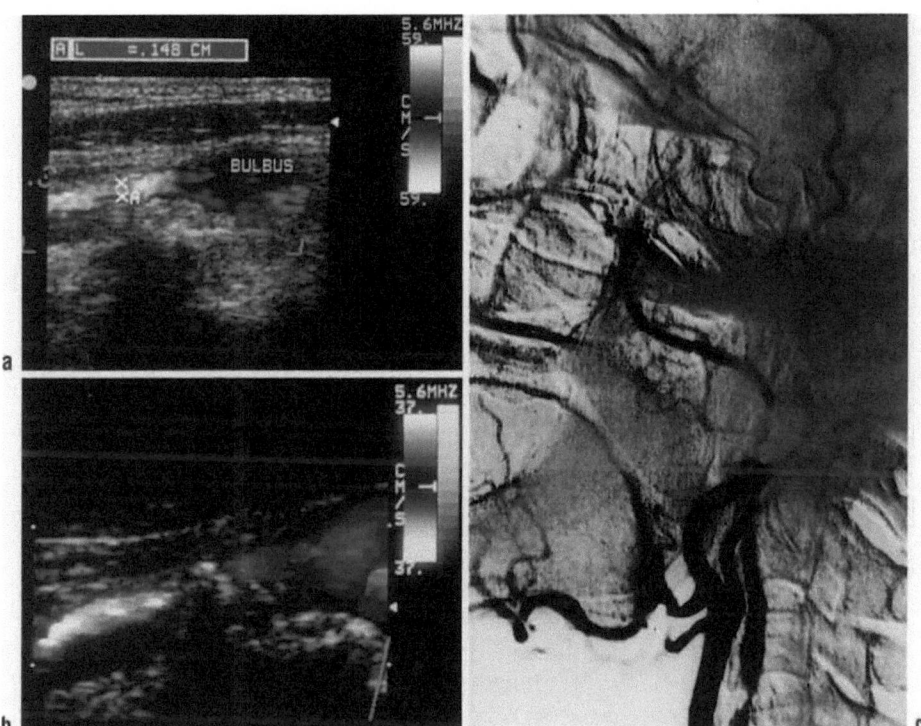

Abb. 8.1a-c. Progrediente Stenose der A. carotis interna bei einem klinisch asymptomatischen Patienten. **a** ca. 70% Stenose, **b** filiforme Stenose 1 Jahr später, **c** präoperatives Angiogramm

beobachtet werden, ob die Karotisstenose progredient ist. Nicht selten lassen sich bei Patienten, die zunächst als asymptomatisch eingestuft worden sind, nach genauer Exploration doch anamnestische Hinweise auf eine abgelaufene transitorisch-ischämische Attacke finden oder man kann im CT „stumme" Infarkte im betroffenen Strombahngebiet nachweisen. Sicher ist die Prognose hochgradiger asymptomatischer Stenosen schlechter als die mittelgradiger und das Schlaganfallrisiko periocclusiv besonders hoch. Deswegen kann man bei jüngeren Patienten mit hochgradigen asymptomatischen Stenosen eine Thrombarteriektomie in Betracht ziehen, insbesondere dann, wenn eine erkennbare Progredienz vorliegt (Abb. 8.1) oder bereits weitere extrakranielle Arterien verschlossen sind.

Karotisverschlüsse gelten als inoperabel; extraintrakranielle Bypassverfahren haben enttäuschende Ergebnisse gezeigt (EC/IC Bypass Study Group 1985). Auch bei einem frischen Schlaganfall, selbst wenn es sich um einen progredienten Insult handelt, besteht nach übereinstimmender Auffassung keine Indikation zur Endarteriektomie.

Angesichts der eingangs beschriebenen Probleme der *Plaqueklassifizierung* ist es nicht verwunderlich, daß bislang keine klaren Richtlinien für die chirurgische Sanierung dieser arteriellen Wanderkrankungen vorliegen. In Anbetracht der Häufigkeit von Plaques und begleitenden Herzerkrankungen bei älteren Menschen ist bereits die Entscheidung, ob hier wirklich eine gefährliche Emboliequelle vorliegt, problematisch. Chirurgische Interventionen, die sich in der Indikationsstellung auf die Plaquemorphologie stützen, stellen daher ein noch nicht hinreichend begründetes Therapieverfahren dar.

Unabhängig von einer eventuellen Operation erhalten alle Patienten im Rahmen der *Sekundärprävention* die Empfehlung zur Einstellung des Rauchens und werden prophylaktisch mit einem Thrombozytenfunktionshemmer behandelt. Wenn nötig, erfolgt eine antihypertensive Therapie. Acetylsalicylsäure (ASS) sollte nach den jüngsten Empfehlungen der „Konsensus Konferenz" (Diener 1993) in einer Dosierung von 100 oder besser 300 mg verabreicht werden, das Reinsultrisiko wird um bis zu 30% gesenkt. Im Einzelfall sind die potentiellen Nebenwirkungen (vor allem gastrointestinale Störungen) ausschlaggebend für eine etwas höhere oder niedrigere ASS-Dosis, die optimale Dosierung ist noch nicht endgültig geklärt. Die Wirksamkeit in der *Primärprophylaxe* des Hirninfarktes konnte (im Gegensatz zum Myokardinfarkt) bislang noch nicht gesichert werden.

Wenn ASS nicht vertretbar ist oder sich in der Sekundärprävention als unwirksam erwiesen hat, kann nach transitorisch-ischämischen Attacken zur Prophylaxe eines schweren Schlaganfalls Ticlopidin eingesetzt werden. Diese Substanz ist prophylaktisch wirksamer als ASS (Bellavance et al. 1993; Harbison et al. 1992; Gent et al. 1989). Allerdings muß man in den ersten 3 Monaten der Behandlung in 14tägigen Abständen Blutbildkontrollen durchführen, da bei etwa 1,6% der Patienten mit reversiblen Neutropenien zu rechnen ist. Wenn eine hochgradige Karotisstenose nicht operativ behandelt werden kann und trotz Therapie mit Thrombozytenfunktionshemmern weitere ischämische Attacken auftreten, empfiehlt sich unter Beachtung der bekannten Kontraindikationen eine zeitlich begrenzte Antikoagulation.

Vor dem Hintergrund der begrenzten therapeutischen Möglichkeiten gibt es im **vertebrobasilären Kreislauf** derzeit nur einen sehr engen Spielraum für invasive

Kontrastmitteldiagnostik. Um so größere Bedeutung kommt daher nichtinvasiven Verfahren zu. **Subclavia- und Vertebralisabgangsstenosen** können unter bestimmten Voraussetzungen dilatiert werden. Angesichts allgemein begrenzter Erfahrungen sind die Ergebnisse der transluminalen Angioplastie aber noch nicht abschließend zu beurteilen. Ermutigende Erfahrungen werden mitgeteilt (Kachel et al. 1991), allerdings befürchtet man auch die Embolisation atherothrombotischen Materials. Eine randomisierte Studie, die gegenwärtig läuft („CAVA"), soll für mehr Klarheit sorgen.

Das **Subclavian-steal-Syndrom** verursacht nur in Ausnahmefällen neurologische Symptome seitens des Hirnstamms. Die Operationsindikation wird daher in der Regel aus anderen Gründen (ischämische Schmerzen im Arm) gestellt.

Bei **Basilarisstenosen** kommt eine zeitlich begrenzte Antikoagulation in Betracht, wenn keine gravierenden Kontraindikationen (z.B. unkontrollierte Hypertonie, Alter, Compliance) vorliegen. Sofern im Rahmen eines **Basilarisverschlusses** Voraussetzungen für eine fibrinolytische Therapie gegeben sind, muß rasch angiographiert werden. Ultraschall dient dann später der Verlaufs- bzw. Erfolgskontrolle. Allerdings können im Zweifelsfall unverzügliche sonographische Untersuchungen im Vorfeld die Entscheidung für oder gegen eine weitergehende invasive Diagnostik maßgeblich beeinflussen.

Über den klinischen Verlauf arteriosklerotisch bedingter intrakranieller Stenosen gibt es nur eine sehr begrenzte Zahl von Mitteilungen. Nur etwa 3% aller Schlaganfälle gehen auf Mediastenosen zurück, Posterior- oder Anteriorstenosen dürften noch seltener sein. Hinton et al. (1979) gingen - bei allerdings geringer Patientenzahl - von einer relativ guten Prognose unter einer Langzeittherapie mit Antikoagulanzien aus. Auch die Nutzen/ Risiko Analyse einer kürzlich publizierten retrospektiven Studie (WASID 1994) belegt einen günstigeren Verlauf unter Antikoagulation. Unter medikamentöser Therapie mit 325 mg Acetylsalicylsäure erlitten 14 von 59 Patienten der „EC/IC Bypass Study" (1985), die durchschnittlich über 56 Monate beobachtet wurden, einen Schlaganfall; eine Bypassoperation erwies sich sogar als eher nachteilig. Summa summarum können derzeit keine gut begründeten Empfehlungen über Art und Dauer einer Therapie mit Antikoagulanzien oder Thrombozytenfunktionshemmern gemacht werden. Es ist zu hoffen, daß die Fortschritte auf dem Gebiet der Ultraschalltechnik in Zukunft dazu beitragen, hier mehr Klarheit zu schaffen. In unserer Klinik werden vor allem jüngere Patienten mit Mediastenosen unter strikter Beachtung der Kontraindikationen über einen längeren Zeitraum antikoaguliert. Rezidivierende Hirninfarkte haben wir hierunter bislang nicht beobachtet. Bei älteren Patienten begrenzen wir die Dauer der Antikoagulation auf etwa ein halbes Jahr, da man annehmen kann, daß in dieser Zeit die Gefahr des Schlaganfallrezidivs am größten ist. Danach wird ein Thrombozytenfunktionshemmer empfohlen. Aussagekräftige Studien (wie etwa bei Karotisstenosen), die diese Vorgehensweise untermauern, existieren jedoch bislang nicht.

8.1 Karotisendarteriektomie ohne Angiographie?

Karotiserkrankungen können mit Hilfe der farbkodierten Duplexsonographie mit großer Zuverlässigkeit und Detailgenauigkeit dargestellt werden (Steinke et al. 1990a; Sumner 1990). In mehr als 90% der Fälle stimmt auch die Quantifizierung des Stenosegrades mit der Angiographie überein. Legt man als Goldstandard das Endarteriektomiepräparat zugrunde, so ist die Duplexsonographie bei Läsionen im Bifurkationsabschnitt der Angiographie sogar überlegen (Alexander et al. 1993; Goodson et al. 1987). Während im Angiogramm das *Gefäßlumen* abgebildet wird, erlaubt die Duplexsonographie eine Beurteilung der *Gefäßwand*. Beginnende Wanderkrankungen sind daher viel besser erkennbar, außerdem ist eine Beurteilung pathologischer Prozesse in beliebigen Ebenen möglich. Ohne Zweifel sind in Anbetracht der jüngsten Fortschritte der Ultraschalltechnik nur noch qualitativ einwandfreie Angiogramme in Kathetertechnik als Goldstandard akzeptabel. Abhängig vom Patientenkollektiv beträgt das Risiko der Angiographie für persistierende neurologische Defizite 0,6-5,5%. Gerade diejenigen, die zur Abklärung von transitorischen Attacken angiographiert werden, haben ein höheres Risiko (Gelabert u. Moore 1990). Venöse digitale Subtraktionsangiographien liefern bei zerebrovaskulären Fragestellungen in der Regel keine brauchbaren Bilder. Befürworter des präoperativen Angiogramms verweisen darauf, daß der Beweis für den Nutzen der Endarteriektomie in der NASCET- und ECST-Studie auf der Basis angiographischer Befunde nachgewiesen wurde und daß sonographische Messungen den derzeit geltenden „cut-off-point" (70% Querschnittstenose) nicht exakt genug reproduzieren (Barnett u. Warlow 1993).

Es wird daher diskutiert, ob eine Karotisendarteriektomie grundsätzlich nur auf der Basis einer arteriellen Angiographie erfolgen sollte oder ob nicht auch klare farbduplexsonographische Befunde für die Indikationsstellung ausreichen (Persson 1992). Karotisoperationen ohne Angiogramm aufgrund einer Duplexsonographie setzen einen sonographisch sehr versierten Untersucher voraus. Letzlich wird die Entscheidung zu einer Karotisendarteriektomie ohne Angiographie dann vom Sicherheitsbedürfnis des betreffenden Gefäßchirurgen abhängen. Naturgemäß entschließen sich Chirurgen, die den duplexsonographischen Befund selbst erhoben haben, leichter zu einer solchen Vorgehensweise.

Angesichts der fortschreitenden Entwicklung der MR-Angiographie spricht vieles dafür, daß die präoperative angiologische Diagnostik zukünftig allgemein auf nichtinvasivem Weg erfolgen wird und Ultraschall und Magnetresonanztomographie dann jeweils wechselseitig als Referenz dienen. Dies gilt auch für intrakranielle Stenosen.

Ultraschallverfahren kommt deswegen wachsende Bedeutung zu, weil Patienten mit einer Karotiserkrankung in regelmäßigen Abständen im Hinblick auf die Progredienz nachuntersucht werden müssen. Derzeit sind mittelgradige, d.h. unter konservativer Therapie zunächst nur kontrollbedürftige, Stenosen in unserem Ultraschall-Labor etwa fünfmal so häufig wie operationsbedürftige Befunde. Da der Anteil progredienter Läsionen bei ca. 25% liegt, veranlassen wir in etwa halbjährlichen Abständen Kontrollen.

Literatur

Abu Rahma AF, Boland JP, Robinson P, Decanio R (1990) Antiplatelet therapy and carotid plaque hemorrhage and its clinical implications. J Cardiovasc Surg 31: 66-70

Ackerstaff RGA, Hoeneveld H, Slowikowski JM (1984) Ultrasonic duplex scanning in atherosclerotic disease of the innominate subclavian and vertebral arteries. A comparative study with angiography. Ultrasound Med Biol 10: 409-418

Alexandrov AV, Bladin CF, Maggisano R, Norris JW (1993) Measuring carotis stenosis. Time for a reappraisal. Stroke 24: 1292-1296

American Institute of Ultrasound in Medicine (1988) Bioeffects considerations for the safety of diagnostic ultrasound. J Ultrasound Med 7 (suppl):4

Anderson JC, Mawk JR (1988) Intracranial arterial duplex doppler waveform analysis in infants. Childs Nerv Syst 4: 144-148

Arning C (1990) Zur Wertigkeit der konventionellen Dopplersonographie an der Arteria Carotis: Fehldiagnose Karotisstenose im Licht der Duplex-Sonographie. Ultraschall Klin Prax 5: 148

Arning C (1991) Farb-Duplex-Sonographie der hirnversorgenden Arterien. Dtsch Ärztebl 88: 2643-2646

Arning C, Herrmann HD (1988) Floating thrombus in the internal carotid artery disclosed by B-mode ultrasonography. J Neurol 235: 425-427

Barnett HJM, Warlow CP (1993) Carotid endarterectomy and the measurement of stenosis. Stroke 24: 1281-1284

Bartels E (1991a) Duplexsonographie der Vertebralarterien. Praktische Durchführung, Möglichkeiten und Grenzen der Methode. Ultraschall Med 12: 54-62

Bartels E (1991b) Duplexsonographie der Vertebralarterien. Klinische Anwendungen. Ultraschall Med 12: 63-69

Bartels E, Fuchs HH, Flügel KA (1991) Vergleich der farbkodierten und konventionellen Duplex-Sonographie bei der Darstellung der A. vertebralis. Ultraschall 6 (suppl 3): 159

Bartels E, Flügel KA (1992) Vergleich der transkraniellen farbkodierten Duplexsonographie mit der konventionellen TC-Doppler-Methode. In: Schimrigk K et al. (Hrsg) Verhandl Dt Ges Neurol 7: 343-346

Baumgartner RW, Mathis J, Mattle HP, Sturzenegger M (1993a) A validation study on the intraobserver reproducibility of transcranial color-coded duplex sonography velocity measurements. Word Federation of Neurology, 5th Meeting of the Neurosonol Res Group, Toronto/Canada 1.-3.9.1993

Baumgartner RW, Schroth G, Kothbauer K, Sturzenegger M, Mattle HP (1993b) Transcranial color-coded Duplex sonography in cerebral aneurysms (abstr) 5. Jahrestagung Schweiz Neurol Ges Lausanne, 30.10.1993

Becker G, Winkler J, Bogdahn U (1991a) Die transkranielle farbkodierte Real-Time-Sonographie des Erwachsenen. Normalbefunde und zerebrovaskuläre Ischämien. Ultraschall Med 12: 74-79

Becker G, Winkler J, Bogdahn U (1991b) Die transkranielle farbkodierte Real-Time Sonographie des Erwachsenen. Zerebrale Blutungen und Tumoren. Ultraschall Med 12: 211-217

Becker G, Greiner K, Kaune B, Winkler J, Brawanski A, Warmuth-Metz M, Bogdahn U (1991c) Diagnosis and monitoring of subarachnoid hemorrhage by transcranial color-coded real-time sonography. Neurosurgery 28: 814-820

Becker G, Perez J, Krone A et al. (1992a) Transcranial color-coded real-time sonography in the evaluation of intracranial neoplasms and arteriovenous malformations. Neurosurgery 31: 420-428

Becker G, Winkler J, Lindner A, Bogdahn U (1992b) Differentiation between high and low pressure hydrocephalus by TCCS (abstr). Neurology 42: 195

Becker G, Winkler J, Hofmann E, Bogdahn U (1993a) Differentiation between ischemic and hemorrhagic stroke by transcranial color-coded real-time sonography. J Neuroimag 3: 41-47

Becker G, Lindner A, Hofmann E, Bogdahn U (1993b) Contribution of transcranial color-coded real-time sonography to the etiopathogenetic classification of middle cerebral artery stenosis. JCU (in print)

Becker G, Krone A, Koulis D, Lindner A, Hofmann E, Roggendorf W, Bogdahn U (1993c) Reliability of transcranial color-coded real-time sonography in assessment of brain tumors. Correlation between ultrasound, computerized tomography and biopsy findings. Neuroradiology (in print).

Becker G, Lindner A, Bogdahn U (1993d) Imaging of the vertebrobasilar system by transcranial color-coded real-time sonography. J Ultrasound Med 12: 395-402

Bergh B, Jochens R, Neumann F, Felix R (1992) Direktionale und farbcodierte Dopplersonographie in der Beurteilung der Vertebralarterien. Dtsch Ges f Neurologie, 65. Jahrestagung Dtsch Ges Neurol, 23.-26.10.92, Saarbrücken

Biedert S, Betz H, Reuther R (1986) Die Dopplersonographische Diagnose von Basilarisstenosen und -obliterationen. Eur Arch Psychiatry Neurol Sci 235: 221-230

Biedert S, Betz H, Reuther R (1987) Directional C-W Doppler Sonography in the diagnosis of basilar artery disease. Stroke 18: 101-107

Bluth EI (1988) Carotid duplex sonography. Radiographics 8: 504-505

Bluth EI, Kay D, Merritt CRB et al. (1986) Sonographic characterization of carotid plaque: detection of hemorrhage. Am J Roentgenol 44: 1061-1065

Bluth EI, Stavros AT, Marich KW, Wetzner SM, Aufrichtig D, Baker JD (1988) Carotid Duplex sonography: a multicenter recommendation for standardaized imaging and Doppler criteria. Radiographics 8: 487-506

Bock RW, Lusby RJ (1992) Carotid plaque morphology and interpretation of the echolucent lesion. In: Labs KH et al. (eds) Diagnostic vascular ultrasound. Arnold, London, pp 225-232

Bogdahn U, Becker G, Winkler J, Greiner K, Perez J, Meurers B (1990) Transcranial color-coded real-time sonography in adults. Stroke 21: 1680-1688

Bogdahn U, Becker G, Schlief R, Reddig J, Hassel W (1993) Contrast-enhanced transcranial color-coded real-time sonography. Results of a phase-two-study. Stroke 24 5: 676-684

Bonnefous O, Pesque P (1986) Time domain formulation of pulse-Doppler ultrasound and blood velocity estimation by cross correlation. Ultrason Imaging 8: 75-85

Bowerman RA, Donn SM, Silver TM, Jaffe MH (1984) Natural history of neonatal periventricular/intraventricular hemorrhage and its complications: Sonography observations. AJNR 5: 527-538

Bray JM de, Lhose P, Nicoleau S, Saumert JL (1993) Color Dopplerimaging, standard duplex sonography and arteriography of carotid bifurcations. 7th Internat Symposium of Cerebral Hemodynamics, Orlando/Florida, 6.-10.2.1993

Bundesärztekammer (1991) Kriterien des Hirntodes. Entscheidungshilfen zur Feststellung des Hirntodes. Dtsch Ärztebl 88; 49: 2855-2860

Caplan LR, Amarenco P, Rosengart A et al. (1992) Embolism from vertebral artery origin occlusive desease. Neurology 42: 1505-1512

CASANOVA Study Group (1991) Carotid surgery versus medical therapy in asymptomatic carotid stenosis. Stroke 22: 1229-1235

Chadduck WM, Seibert JJ, Adametz J, Glasier CM, Crabtree M, Stansell CA (1989) Cranial doppler ultrasonography correlates with critera for ventriculoperitoneal shunting. Surg Neurol 31: 122-128

Chadduck WM, Crabtree HM, Blankenship JB, Adametz J (1991) Transcranial doppler ultrasonography for evaluation of shunt malfunction in pediatric patients. Child's Nerv Syst 7: 27-30

Chikos, PM, Fisher LD, Hirsch JH (1983) Observer variability in evaluating extracranial carotid artery stenosis. Stroke 14: 885-892

Cook RWI (1979) Ultrasound examination of neonatal heads. Lancet I: 38

Daigle RJ, Stavros AT, Lee RM (1990) Overestimation of velocity and frequency values by multi-element linear array dopplers. J Vasc Technol 14: 206-213

Delcker A, Diener HC (1991) Farb-Duplex-Sonographie zur Beurteilung der hirnversorgenden Arterien. Münchner med Wschr 133: 182-185

Diagnostic accuracy of ultrasound methods in the evaluation of vertebral arteries. J Neurol 239 (suppl 3): 29

Diener C (1993) Primär- und Sekundärprävention des ischämischen Insultes. Dtsch Ärzteblatt 90: 2008-2012

EC/IC Bypass study group (1985) The international cooperative study of extracranial/intracranial arterial anastomosis (EC/IC Bypass Study): Methodology and entry characteristicx. Stroke 16 (suppl 3): 397-406

Eden A (1992) Ultrasonic intensity and skull penetration in transkranial Doppler sonography. In: Oka M et al. (eds) Recent advances in neurosonology. Elsevier, Amsterdam, pp 41-45

Embree PM, O'Brien WD (1985) The accurate ultra-sonic measurement of volume flow of blood by time domain correlation. Proc IEEE Ultrason

Symp, 963-966

Enzmann DR, Britt RH, Lyons BE, Buxton JL, Wilson DA (1981) Natural history of experimental intracerebral hemorrhage: Sonography, computed tomography and neuropathology. AJNR 2: 517-526

Enzmann DR, Wheat R, Marshall WH et al. (1985) Tumors of the central nervous system studied by computed tomography and ultrasound. Radiology 154: 393-399

Erickson SJ, Mewissen MW, Foley WD et al. (1989) Stenosis of the internal carotid artery: Assessment using color Doppler imaging compared with angiography. Am J Roentgenol 152: 1299-1305

European Carotid Surgery Trialists Collaborative Group (1991) MRC European carotid surgery trial. Interim results for symptomtic patients with severe carotid stenosis and with mild stenosis. Lancet I 337: 1235-1255

Eyers MK, Brandestini M, Philips DJ, Baker DW (1981) Color digital echo/Doppler image presentation. Ultrasound Med Biol 7: 21-31

Gardiner WM, Fox MD (1989) Color-flow US imaging through the analysis of speckle motion. Radiology 172: 866-868

Gelabert HA, Moore WS (1990) Carotid endarterectomy without angiography. Surg Clin North Am 70: 213-223

Gent M, Blakely JA, Easton JD et al. (1989) The Canadian American Ticlopidine Study (CATS) in thromboembolic stroke. Lancet I 8649: 1215-1220

Giller CA (1994) Is angle correction correct? J Neuroimaging 4: 51-52

Görtler M, Niethammer R, Widder B (1994) Differentiating subtotal carotid artery stenoses from occlusions by color-coded duplex sonography. J Neurol 241: 301-305

Gooding GAW, Boggan JE, Bank WO, Beglin B, Edwards MSB (1981) Sonography of the adult brain through surgical defects. AJNR 2: 449-452

Gooding GAW, Boggan JE, Weinstein PR (1984) Characterization of intracranial neoplasms by CT and intraoperative sonography. AJNR 5: 517-520

Goodson FS, Flanigan DP, Bishara RA (1987) Can carotid Duplex scanning supplant arteriography in patients with focal carotid territory symptoms? J Vasc Surg 5: 551-557

Gosling RG, King DH (1974) Continuous wave ultrasound as an alternative and complement to X-rays in vascular examinations. In: Renemann RE (ed) Cardiovascular applications of ultrasound. North Holland, Amsterdam, p 266

Hallam MJ, Reid JM, Cooperberg PL (1989) Color-flow doppler and conventional duplex scanning of the carotid bifurcation: Prospective, double-blind, correlative study. Am J Roentgenol 152: 1101-1105

Handa N, Maeda M, Matsumoto M, Kimura K, Kamada T, Etani, Nukada T (1990) The laterality of peak flow velocity of middle cerebral artery:

A transcranial Doppler study. Stroke 21 (suppl I): 1-48

Harbison JW, for the Ticlopedine Aspirin Stroke Study Group (1992) Ticlopidine versus aspirin for the prevention of recurrent stroke: Analysis of patients with minor stroke from the ticlopidine aspirin stroke study. Stroke 23/12: 1723-1727

Hashimoto BE, Hattrick CW (1991) New method of adult transcranial Doppler. J Ultrasound Med 10: 349-353

Hennerici M, Neuerburg-Heusler D (1988) Gefäßdiagnostik mit Ultraschall. Thieme, Stuttgart

Hinton RC, Mohr JP, Ackerman RH et al. (1979) Symptomatic middle cerebral artery stenosis. Ann Neurol 5: 152-157

Hübsch P, Schwaighofer B, Karnel F, Braunsteiner A, Frühwald F, Pichler W, Trattnig S (1988) Farbkodierte Dopplersonographie der Karotiden. Fortschr Röntgenstr 149: 189-192

Hyodo A, Mizukami M, Tazawa T, Togashi O (1983) Intraoperative use of real time ultrasonography applied to aneurysm surgery. Neurosurgery 13: 642-645

Johnson JM, Ansel AL, Morgan S, DeCesare D (1982) Ultrasonographic screening for evaluation and follow-up of carotid artery ulceration. A new basis for assessing risk. Am J Surg 144: 614-618

Kachel R, Basche S, Heerklotz I, Grossmann K, Endler S (1991) Percutaneous transluminal angioplasty (PTA) of supra-aortic arteries especially the internal carotid artery. Neuroradiology 33: 191-194

Kaps M (1992) Transcranial Color Coded Sonography. A new non-invasive diagnostic tool in acute stroke. JEMU 3 (suppl 13): 123-126

Kaps M, Behrmann B (1992) Angle corrected measurements of blood flow velocity in basal cerebral arteries: Transcranial color coded ultrasonography comparted to conventional transcranial doppler. In: Oka M et al. (eds) Recent advances in neurosonolgy. Elsevier, Amsterdam, pp 331-334

Kaps M, Seidel G, Bauer T, Behrmann B (1992a) Imaging of the intracranial vertebrobasilar system using color-coded ultrasound. Stroke 23: 1577-1582

Kaps M, Trittmacher S, Seidel G, Damian MS (1992b) Color Doppler Imaging in patients with dissections of the extracranial arteries. Neurol 239 (suppl 3): 30

Kasai C, Namekawa K, Koyano A, Omoto R (1984) Real-time two-dimensional Doppler flow mapping using auto-correlation. In: Kaveh M et al. (eds) Acoustical imaging, vol 13. Plenum, New York, pp 447-460

Klews PM (1991) Color Velocity Imaging. Ein Vergleich der Verfahren zur farbkodierten Sonographie. Röntgenstrahlen 65: 1-8

Krämer G (1992) Karotis-Thrombendarteriektomie. Dtsch Ärztebl 89 (suppl 47): B2547-2552

Krayenbühl H, Yasargil MG (1982) Foreword. In: Huber P(ed)Cerebral angiography, 2nd edn. Thieme, Stuttgart

Langsfeld M, Gray-Weale AC, Lusby RJ (1989) The role of plaque morphology and diameter reduction in the development of new symptoms in asymptomatic carotid arteries. J Vasc Surg 9: 548-557

Leftheriotis G, Abraham P, Pulci S, Mercier Ph, Bray de JM,Saumet JL (1992) Imagerie Doppler couleur transcrânienne des artères cérébrales de l'adulte. Méthodologie, intérêts et limites. J Echogr Méd Ultrason 2 (suppl 13): 82-89

LeRoux PD, Berger MS, Ojemann GA, Wang K, Mack LA (1989) Correlation of intraoperative ultrasound tumor volumes and margins with preoperative computerized tomography scans. J Neurosurg 71: 691-698

Lusby RJ, Ferrell LD, Ehrenfeld WK et al. (1982) Carotid plaque hemorrhage: Its role in production of cerebral ischemia. Arch Surg 117: 1479-1488

Martin PJ, Naylor AR, Bell PRF (1993) Determination of blood flow velocity in the basal cerebral arteries: the role of transcranial colour coded sonography. World Federation of Neurology, 5th Meeting Neurosonol Res Group, Toronto/Canada, 1.-3.9.1993

McGahan JP, Ellis WG, Budenz RW, Walter JP, Boggan J (1986) Brain Gliomas: Sonographic characterization. Radiology 159: 485-492

McCrory DC, Goldstein LB, Samsa GP et al. (1993) Predicting complications of carotid endarterectomy. Stroke 24: 1285-1291

Merritt CRB, Bluth EI (1992) Ultrasound identification of plaque composition. In: Labs KH et al. (eds) Diagnostic vascular ultrasound. Arnold, London, pp 213-223

Middleton WD, Foley WD, Lawson TL (1988) Color-flow Doppler imaging of carotid artery abnormalities. Am J Roentgenol 150: 419-425

Middleton WD, Erickson S, Melson GL (1989) Perivascular color artifact: Pathologic significance and appearance on color doppler US images. Radiology 171: 647-652

Mull M, Aulich A, Hennerici M (1990) Transcranial Doppler Ultrasonography versus arteriography for assessment of the vertebrobasilar circulation. J Clin Ultrasound 18: 539-549

Namekawa K, Kasai C, Tsukamoto M, Koyano A (1983) Realtime bloodflow imaging system utilizing auto-correlation techniques. In: Lerski RA, Morley P (eds) Ultrasound '82. Pergamon, Oxford, pp 203-208

Nanda NC, Schlief R (1994) Advances in Echo Imaging using Contrast Enhancement. Kluwer Academic Publishers, Dordrecht, Boston, London.

NASCET Collaborators (1991) Benefical effect of carotid endartectomy in patients with high grade carotid stenosis. New Engl J Med 325: 445-453

O'Donnell TF Jr, Erdoes L, Mackey WC et al. (1985) Correlation of B-mode ultrasound imaging and arteriography with pathologic findings at carotid endarterectomy. Arch Surg 120: 443-49

Pape KE, Bennett-Britton S, Szymonowicz W, Martin DJ, Fitz CR, Becker L (1983) Diagnostic accuracy of neonatal brain imaging: A postmortem correlation of computed tomography and ultrasound scans. J Pediatr 102: 275-280

Persson AV (1992) Using motion as contrast medium in color Doppler imaging. In: Oka M et al. (eds) Recent advances in neurosonolgy. Elsevier, Amsterdam, pp 407-412

Petty GW, Mohr JP, Pedley TA, Tatemichi TK, Lennihan L, Duterte DI, Sacco RL (1990) The role of transcranial Doppler in confirming brain death: Sensitivity, specifity, and suggestions for performance and interpretation. Neurology 40: 300-303

Polak JF, O'Leary DH, Quist WC, Creager MA (1990) Pulsed and color Doppler analysis of normal carotid bifurcation flow dynamics using an in-vitro model. Angiology 41: 241-247

Pourcelot L (1974) Applications cliniques de l'exam Dopplertranscutarié. Les colloques de l'Institut national de la Santé et de la Recherche médicale. INSERM 34: 213

Prenzlau P, Bildge M (1986) Die Verlaufsbeobachtung der Lateralventrikel und deren Entwicklung bis zum Hydrocephalus congenitus im Sonogramm. II. Mitteilung. Ultraschall 7: 162-168

Rautenberg W, Schwartz A, Mull M, Aulich A, Hennerici M (1990) Noninvasive detection of intracranial stenoses and occlusions. Stroke 21: 1-49

Reilly LM, Lusby RJ, Hughes L et al. (1983) Carotid plaque histology using real-time ultrasonography. Clinical and therapeutic implications. Am J Surg 146: 188-93

Reutern GM von (1991) Zerebraler Zirkulationsstillstand. Diagnostik mit der Dopplersonographie. Dtsch Ärztebl 88/ 49: 2844-2848

Reutern GM von, Büdingen HJ (1989) Ultraschalldiagnostik der hirnversorgenden Arterien. Thieme, Stuttgart

Ringelstein EB (1984) Ultraschalldiagnostik am vertebro-basilären Kreislauf. I. Diagnose intrakranieller vertebro-basilärer Thrombosen mit Hilfe der konventionellen Doppler-Sonographie. Ultraschall 5: 215-223

Roederer GO, Langlois YE, Jager KA, Primozich JF, Beach KW, Phillips DJ, Strandness DE (1984) The natural history of carotid artery disease in asymptomatic patients with cervical bruits. Stroke 15: 605-613

Rubin JM, Dohrmann GJ (1983) Intraoperative neurosurgical ultrasound in the localization and characterization of intracranial masses. Radiology 148: 519-524

Rubin JM, Mirfakhraee M, Duda EE, Dohrmann GJ, Brown F (1980) Intraoperative ultrasound examination of the brain. Radiology 137: 831-832

Rubin JM, Hatfield MK, Chandler WF, Black KL, DiPietro MA (1989) Intracerebral arteriovenous malformations: Intraoperative color doppler flow imaging. 170: 219-222

Schöning M, Buchholz R, Walter J (1993) Comparative study of transcranial color duplex Ionography and transcranial Doppler sonography in adults. J Neurosurg 78: 776-784

Schöning M, Grunert D, Haßler W, Voigt K, Michaelis R (1993) Demonstration of giant MCA aneurysm by transcranial duplex sonography and color Doppler imaging. Child's Nerv Syst 9: 110-114

Schöning M, Walter J (1992) Evaluation of the vertebrobasilar-posterior system by transcranial color duplex sonography in adults. Stroke 23: 1280-1286

Schöning M, Grunert D, Stier B (1988) Transkranielle Real-Time-Sonographie bei Kindern und Jugendlichen, Ultraschallanatomie des Gehirns. Ultraschall 9: 286-292

Seidel G, Schweizer J, Kaps M, Brandl HG (1992) Transcranielle farbkodierte Duplexsonographie der A. cerebri media bei extra- und intracraniellen Stenosen. In: Schimrigk K et al. (Hrsg) Verhandl Dt Ges Neurol 7: 341-342

Seidel G, Kaps M, Dorndorf W (1993a) Transcranial color-coded duplex sonography of intracerebral haematomas in adults. Stroke 24: 1519-1527

Seidel G, Kaps M, Dorndorf W (1993b) Transcranial Color-Coded Sonography in acute stroke. World Federation of Neurology, 5th Meeting Neurosonol Res Group, 1–3.9. 1993, Toronto/Canada

Sitzer M, Steinmetz H (1993a) Exakte Stenosequantifizierung der A. carotis interna mit Farb-Duplexsonographie. Arbeitstagung Farb-Duplexsonographie, Gießen, 1993

Sitzer M, Fürst G, Fischer H et al. (1993) Between-method correlation in quantifying internal carotid stenosis. Stroke 24: 1513-1518

Spencer MP, Reid JM (1979) Quantitation of carotid stenosis with continuous-wave (C-W) Doppler ultrasound. Stroke 3: 326-330

Steinke W, Hennerici M, Aulich A (1989) Doppler color flow imaging of carotid body tumors. Stroke 20: 1574-1577

Steinke W, Kloetzsch C, Hennerici M (1990a) Variability of flow patterns in the normal carotid bifurcation. Atherosclerosis 84: 121-127

Steinke W, Kloetsch Ch, Hennerici M (1990b) Carotid artery disease assessed by color Doppler flow imaging: Correlation with standard Doppler sonography and angiography. AJNR 11: 259-266

Steinke W, Schwartz A, Hennerici M (1990c) Doppler color flow imaging of common carotid artery dissection. Neuroradiology 32: 502-505

Streifler JY, Benavente OR, Fox AJ for the NASCET Group (1991) The accuracy of angiographic detection of carotid plaque ulceration: Results from the NASCET. Stroke 22: 149

Sumner DS (1990) Use of color-flow imaging technique in carotid artery disease. Surg Clin North Am 70: 201-211

Tanaka K, Ito K, Waga T (1965) The localization of brain tumors by ultrasonic techniques. J Neurosurg 13: 135-147

Tegeler CH, Kremkau FW, Hitchings LP (1991) Color velocity imaging: introduction to a new ultrasound technology. J Neuroimag 1: 85-90

Touboul PJ, Bousser MG, LaPlane D, Castaigne P (1986) Duplex scanning of normal vertebral arteries. Stroke 17: 921-923

Trattnig S, Hübsch P, Schuster H, Pölzleitner D (1990) Color-coded Doppler imaging of normal vertebral arteries. Stroke 21: 1222-1225

Tsuchiya T, Yasaka M, Yamaguchi T, Hasegawa Y, Kimura K, Omae T (1990) Transcranial real-time color-flow doppler ultrasonography Part1: Imaging of basal cerebral arteries and measurement of blood velocity. Stroke 21: 1-49

Vlieger M de, Ridder HJ (1959) Use of echoencephalography. Neurology 9: 216-223

WASID Study Group (1994) Warfarin-Aspirin Symptomatic intracranial disease study. Strohe 25: 273 (abstract)

Wells DH (1992) Physical and technical aspects of colour flow ultrasound. In: KH Labs et al. (eds) Diagnostic vascular ultrasound. Arnold, London, pp 145-152

Widder B (1992) Doppler- und Duplex-Sonographie der hirnversorgenden Arterien. Springer, Berlin Heidelberg New York Tokyo

Widder B (1993) Bedeutung technischer Kenngrößen der farbkodierten Duplexsonographie für Gefäßuntersuchungen. Ultraschall Med 14: 213-239

Widder B, von Reutern GM, Neuerburg-Heusler D (1986) Morphologische und dopplersonographische Kriterien zur Bestimmung von Stenosierungsgraden an der A. carotis interna. Ultraschall 7: 70-75

Widder B, Berger G, Bressmer H et al. (1988) Reproduzierbarkeit sonographischer Kriterien zur morphologischen Beurteilung von Karotisstenosen. Ultraschall Klin Prax 6 (Suppl 1)

Widder B, Arnolds B, Drews S (1990) Terminologie der Ultraschallgefäßdiagnostik. Ultraschall in Med 11: 214-218

Widder B, Paulat K, Hackspacher J et al. (1990) Morphological characterization of carotid artery stenoses by ultrasound duplex scanning. Ultrasound Med Biol 16: 349-54

Widder B, Kleiser B, Hackspacher J, Reuchlin G, Dürr A (1992) Sonomorphological prediction of progressive carotid artery stenoses. In: Oka M et al. (eds) Recent advances in neurosonology. Elsevier, Amsterdam, pp 425-429

Wilkerson DK, Keller I, Mezrich R et al. (1991) The comparative evaluation of three-dimensional magnetic resonance for carotid artery disease. J Vasc Surg 14: 803-811

Winkler P, Helmke K (1985) Ultrasonic diagnosis and follow-up of malignant brain tumors in childhood. Pediat Radiol 15: 215-219

Winter R, Reuther R (1984) Das Doppler-Sonogramm bei Basilaristhrombosen. Eur Arch Psychiatry Neurol Sci 234: 64-68

Winter R, Widder B, Diener HC (1990) Neuere Entwicklungen bei der Ultraschalluntersuchung der hirnversorgenden Arterien und ihre klinische Wertigkeit. Nervenarzt 61: 451-461

Woodcock JP, Fitzgerald DE, Labs KH et al. (1992) Consensus on problem areas in diagnostic vascular ultrasound. In: Labs KH et al. (eds) Diagnostic vascular ultrasound. Arnold, London, pp 321-325

Yasaka M, Tsuchiya T, Yamaguchi T, Hasegawa Y, Kimura K, Omae T (1990) Transcranial Real Time Color-Flow Doppler Ultrasonography Part2: Reproducibility of measurements of blood flow velocity in the middle cerebral artery. Stroke 21 (suppl 1): I-112

Zurynski Y, Dorsch N, Pearson I, Choong R (1991) Transcranial doppler ultrasound in 140 patients. Neurol Res 13 (4): 248-252

Anhang A: Terminologie

Eine einheitliche Nomenklatur ist eine unabdingbare Voraussetzung für die Erstellung sachgerechter Befundberichte und für die fachliche Kommunikation. Ein Expertengremium des Arbeitskreises Gefäßdiagnostik der DEGUM hat relevante Begriffe der Ultraschall-Gefäßdiagnostik definiert und erläutert[1].

Begriff () Synonyme	Bedeutung

Allgemeine Begriffe der Dopplersonographie

Dopplersignal	akustisch hörbar gemachtes Dopplerfrequenzspektrum bei Verwendung von Ultraschallgeräten, die nach dem Dopplerprinzip arbeiten
Dopplerströmungskurve (Analogpulskurve, Strömungspulskurve, Strömungsgeschwindigkeitskurve)	Amplituden-Zeit-Kurve des Dopplerfrequenzspektrums
Doppler-Frequenz-Zeit-Spektrum (Dopplerströmungsspektrum)	Darstellung des Dopplerfrequenzspektrums über der Zeit
Doppler-Frequenz-Dichte-Spektrum („power spectrum")	Darstellung der Häufigkeitsdichteverteilung des Dopplerfrequenzspektrums in einem definierten Zeitintervall im Herzzyklus
Frequenzdichte - hoch - niedrig	relative Häufigkeit auftretender Frequenzen im Frequenz-Zeit- oder Frequenz-Dichte-Spektrum
Systolisches Fenster („systolic window")	physiologisches Überwiegen höherfrequenter Anteile während der Systole im Doppler-Frequenz-Zeit-Spektrum

---

[1] Die Publikation erfolgte in der Zeitschrift *Ultraschall in der Medizin 11 (1990) 214-218* und wird an dieser Stelle mit freundlicher Genehmigung des Herausgebers auszugsweise wiedergegeben.

Anhang A: Terminologie

Gestörte Strömung (Strömungsverwirbelung)	Störung einer laminaren, ausschließlich zur Peripherie hin gerichteten Strömung durch Stenosen, Erweiterungen, Biegungen und Teilung von Gefäßen mit Entwicklung retrograd gerichteter Strömungsanteile
Turbulenzen	Strömungsstörung bei Überschreitung der Reynolds-Zahl, z.B. aufgrund hochgradiger Stenosen
Strömungsrichtung - orthograd/antegrad - retrograd	*orthograd/antegrad*: physiologische Strömungsrichtung im betreffenden Gefäßabschnitt *retrograd*: gegenläufige, pathologische Strömung
Amplitude der Strömungskurve - Amplitudenminderung - Amplitudenerhöhung	Höhe der Dopplerströmungskurve (Analogpulskurve)
Pulsatilität - hoch - niedrig	systolisch-enddiastolisches Verhältnis der Dopplerströmungskurve bzw. des Frequenz-Zeit-Spektrums
Pulsatilitätsindex (PI) nach *Gosling* (Gosling-Index)	$= \dfrac{\text{max.systol.} - \text{diastol. Amplitude}}{\text{über Herzaktion gemittelte Amplitude}}$ Parameter zur Beurteilung des Schweregrades peripherer Gefäßobstruktionen (herzfrequenzabhängig!)
Resistenzindex (RI) nach *Pourcelot* (Pourcelot-Index)	$= \dfrac{\text{max.systol.} - \text{diastol. Amplitude}}{\text{max. systol. Amplitude}}$ Parameter zur Beurteilung des peripheren Widerstandes in Arterien
Systolische Spitzenumkehr (systolische Senke)	zur Nullinie hin gerichtete Spitzen in der Dopplerströmungskurve während der Systole, bedingt durch das Auftreten intensitätsreicher niederfrequenter Anteile
Verlangsamter systolischer Anstieg	verzögerter systolischer Anstieg der Dopplerströmungskurve hinter einem hochgradigen Strombahnhindernis
Frühdiastolische Rückströmung	herzwärts gerichtete frühdiastolische Strömungskomponente in peripheren Arterien, bedingt durch Reflektionsphänomene bei hohem peripherem Gefäßwiderstand

Anhang A: Terminologie 133

Meßvolumen
(„sample volume")
- Vergrößerung
- Verschiebung

entlang der Schallachse verschiebliches Zeitfenster zur selektiven Erfassung von Dopplerfrequenzverschiebungen in definierbaren Tiefen bei Verwendung eines gepulsten Dopplergerätes

Dopplersonographie der hirnversorgenden Arterien

Hämodynamische Relevanz einer Stenose

Beeinträchtigung des Strömungsvolumens in einem stenosierten Gefäß, nicht zu verwechseln mit der Bedeutung einer Stenose für die Hirndurchblutung, welche durch die Kollateralversorgung mitbestimmt ist

Steal-Effekt
- inkomplett/komplett
- in Ruhe/unter Belastung

Umverteilung von Blut in einem komplexen Gefäßabschnitt durch eine vorgeschaltete Obstruktion, z. B. eine Subklaviastenose

Systolische Entschleunigung

kurzzeitig reduzierte Strömungsgeschwindigkeit während der Systole bei inkomplettem Steal-Effekt (nicht zu verwechseln mit der systolischen Spitzenumkehr s.o.)

Pendelfluß

während des Herzzyklus unphysiologisch wechselnde ortho-retrograde Strömungsrichtung, z.B. beim Subclavian-Steal- Effekt oder zerebralen Zirkulationszustand

Schallfenster
- temporal (vorn/hinten)
- orbital
- nuchal (rechts/Mitte/ links)

Zugangswege zur dopplersonographischen Beschallung der Hirnbasisarterien

Transtemporale Signalintensität
- gut
- mäßig
- unzureichend
- fehlend

Formale Beurteilung der Signalqualität bei Untersuchung der Hirnbasisarterien
gut: Strömungsspektrum mit ausreichend dargestellter Hüllkurve
mäßig: Strömungsspektrum ohne ausreichend dargestellte Hüllkurve
unzureichend: nur akustisch beurteilbares Dopplersignal
fehlend: fehlendes Dopplersignal

Allgemeine Begriffe der Schnittbildsonographie

Gefäßpulsation
(Längs-/Querpulsation)
- radial
- axial
- lateral

radial: physiologische Radialpulsation in Arterien
axial: axiale Pulsation bei Aufprall der Pulswelle auf eine in der Strömungsachse liegenden Struktur (z. B. bei hochgradiger

Anhang A: Terminologie

	Stenose oder bedingt durch abknickenden Gefäßverlauf) *lateral*: Seitwärtspulsation des gesamten Gefäßes bei Gefäßbiegungen
Grenzzonenreflex (innere Gefäßwandreflexion)	im Normalfall schmale, echoreiche Struktur, die Gefäßwanddarstellung zum Lumen hin begrenzend
Echodichte einer Struktur oder eines Bereichs vermehrt/vermindert echogen - echoreich - echoarm	Beschreibung der mittleren Reflexionsdichte einer Struktur (z. B. Plaque) im Vergleich zu typischen Referenzstrukturen (z. B. strömendes Blut im Gefäßlumen, echoarm)
Echoverteilungsmuster einer Struktur oder eines Bereichs - homogen - inhomogen (heterogen) - nicht beurteilbar	Beschreibung des Verteilungsmusters der Reflexionen in einer umschriebenen Struktur (z. B. Plaque) oder in einem Bereich (z. B. Gefäßlumen)

Schnittbildsonographie der hirnversorgenden Arterien

Beschallungsrichtung von - anterior - lateral - posterior	Standardeinstellung von Längsschnitten durch die Karotisgabel (zusätzlich sind Querschnitte von diagnostischer Bedeutung)
Bildqualität - gut - mäßig - schlecht - nicht beurteilbar	formale Beurteilung der Bildqualität von Karotisschnittbildern: *gut*: Gefäßlumen ohne störende Artefakte von umliegenden Gewebestrukturen abgrenzbar, A. carotis interna auf mehr als 2 cm Länge verfolgbar, im pathologischen Fall Gefäß proximal und distal einer Stenose auf mindestens 0,5 - 1 cm Länge eindeutig abgrenzbar *mäßig*: Gefäßlumen hinreichend abgrenzbar, A. carotis int. auf 2 cm Länge verfolgbar; im pathol. Fall Gefäß proximal und distal einer Stenose (gerade) noch erkennbar *schlecht*: Gefäßlumen schlecht abgrenzbar *oder* A. carotis int. nicht auf 2 cm verfolgbar *oder* Gefäß, insbesondere distal einer Stenose, nicht abgrenzbar

Anhang B: Glossar

**Abschwächungskompensation
(„attenuation compensation")**
Elektronische Kompensation der Abschwächung, um gleiche Echoamplituden, unabhängig von der Reflektortiefe, zu erreichen; auch als „Time Gain Compensation" (TGC) oder „Depth Compensation" (DC) bezeichnet.

**Abtasttheorem
(„Nyquist-Theorem")**
Soll eine Welle mit Hilfe einer zweiten Welle abgetastet werden, so muß für eine eindeutige Zuordnung die Abtastfrequenz mindestens doppelt so groß sein. Ist dieses nicht der Fall, tritt ein stroboskopischer Effekt auf und die wahre Frequenz ist nicht mehr zu ermitteln.

**Akustische Impedanz
(„acoustic impedance")**
Auch Wellenwiderstand genannt. Eine Änderung der akustischen Impedanz an einer Grenzfläche führt zu einer Reflexion von Schallenergie.

A-Mode („amplitude-mode")
Eine Darstellung von Echosignalen. Die horizontale Achse ist die Zeitachse, die vertikale Achse die Amplitude des Echosignals.

Array
Eine räumliche Anordnung von mehreren Schallköpfen oder Schallkopfelementen. Je nach Anordnung: „linear array" (linear), „annular array" (ringförmig) oder „circular array" (kreisförmig).

Artefarkt
Abstand, Ort und Amplitude dieses Echos gehören nicht zu einem wahren Reflektor. Häufig verursacht durch Vielfachreflexionen oder Streuung.

Autokorrelation
Eine häufig verwendete Methode zur elektronischen Signalverarbeitung. Bei der Farbduplexsonographie wird dieser Algorithmus zur Abschätzung der mittleren Geschwindigkeit eingesetzt. Hierzu werden sowohl Amplitudenvektoren als auch Phasendifferenzen herangezogen.

**Axiale Auflösung
(„axial resolution")**
Minimaler Abstand zweier Reflektoren entlang des Schallweges bei separater Darstellung auf dem Sichtgerät, auch als Tiefenauflösung („depth resolution") oder longitudinale Auflösung („range resolution") bezeichnet.

Bildfolgefrequenz
Die Real-time-Bildfolge auf dem Sichtgerät.

**B-Mode
(„brightness mode")**
Eine Darstellungsmethode, bei der die Amplitude der Echos durch Helligkeitsmodulation eines Punktes auf dem Sichtgerät wiedergegeben wird. Der Ort dieses Punktes in der x-y-Ebene (Schirmebene) wird durch die Senderichtung des Pulses und die Laufzeit des Echos (=Tiefe) angegeben.

„Continuous wave doppler"
(CW-Doppler, kontinuierlicher Doppler) Dopplermethode, bei der Schallwellen kontinuierlich ausgesandt werden. Benötigt 2 Kristalle oder Elementgruppen zum simultanen Senden und Empfangen; erlaubt die Messung höchster Geschwindigkeiten mit dem Nachteil, daß eine Angabe des Meßortes („sample volume", „gate") nicht möglich ist.

Dämpfung
Jeder Mechanismus, der mechanische oder elektrische Energie vom Schallkopf abführt. Erhöhung der axialen Auflösung durch gute Dämpfung.

Doppler
Johann Christian Doppler (1803 - 1853), österreichischer Physiker.

Dopplereffekt
Eine relative Bewegung von Schallsender und Empfänger erzeugt eine *Frequenzänderung* (Dopplershift) s. Abb. 3.1.

Dopplerverschiebung („Doppler shift")
Differenz zwischen Sendefrequenz f_o und Empfangsfrequenz f_c: $f_D = f_o - f_c$. Ein Fluß in Richtung des Schallkopfes wird positiv gewertet und erhöht damit die Frequenz f_o (und umgekehrt).

Duplexsonographie
Der Begriff „duplex" wurde eingeführt, um deutlich zu machen, daß man den Dopplermeßort gezielt im Real-time-2-D-Bild positionieren kann. Die Duplexsonographie ist demnach die Kombination der Dopplersonographie mit einem Echoimpulsverfahren.

Dynamische Fokussierung
(„dynamic focussing") Besser übersetzt: mitlaufender Empfangsfokus. Hierbei wird die effektive Fokuszone während der Empfangszeit eines Echopulses verschoben; angewendet bei Linear- oder phased-array-Schallköpfen zur Verbesserung der lateralen Auflösung.

Echo
Akustisches Signal, erzeugt durch Streuung oder Reflexion

Echolaufzeitmethode
Eine Methode, wobei Abstände im Material von bekannter Schallgeschwindigkeit dadurch ermittelt werden, daß man die Zeit vom Aussenden eines Pulses bis zur Rückkehr des Echos mißt. Dieses ist die Basismethode für nahezu alle Ultraschallgeräte.

Envelope
(Hüllkurve)
Eine kontinuierliche Kurve, die die Peaks von aufeinanderfolgenden Schwingungen einer Welle verbindet.

Flow Mapping
(„colour flow mapping")
Das zum Schallkopf zurückkehrende Echo wird kontinuierlich nach Frequenzveränderungen (Dopplerverschiebung) analysiert. So erhält man eine gemittelte Geschwindigkeit. Die Größe dieser Geschwindigkeit wird bei einem Fluß in Richtung des Schallkopfes z. B. in (z.B. 7 unterschiedliche) Rotstufen, bei einem Fluß weg vom Schallkopf in Blaustufen dargestellt und dem üblichen 2-D-Bild überlagert. Der erhöhte Zeitaufwand bei der „Farbkodierung" geht auf Kosten der 2-D-Bildqualität (speziell Liniendichte, Sektorwinkel und Bildfrequenz). Für eine Quantifizierung ist eine Spektrumanalyse weiterhin notwendig.

Fokusbereich
(„focal zone")
Der Bereich der Schallkeule, in dem die laterale Auflösung am besten ist. Dieser Bereich liegt zwischen Nahfeld und Fernfeld und liegt bei mechanischen Schallköpfen fest; bei Phased-array-Schallköpfen ist eine Verschiebung möglich. Die laterale Auflösung wird mit höheren Frequenzen, kürzerem Fokus und größerer aktiver Schallkopffläche besser.

Fourier
Jean Baptiste Fourier (1768-1830), französischer Physiker und Mathematiker.

Fourier-Gesetz
Jede Wellenform kann durch Addition von Sinuswellen erzeugt oder in diese zerlegt werden.

FFT
(„Fast Fourier Transformation")
Ein mathematischer Algorithmus zur schnellen Spektrumanalyse speziell mit Computern.

Gepulster Doppler
(„pulsed doppler")
Der Schallpuls wird nicht kontinuierlich, sondern mit einer Pulsfolgefrequenz (*s. dort*) ausgesandt. Damit läßt sich ein Meßvolumen (*s. dort*) definieren, in welchem eine Dopplerverschiebung gemessen werden soll; bei dem CW-Doppler ist kein Meßvolumen definierbar.

Geschwindigkeitsprofil
(„velocity profil")
Über dem Gefäßquerschnitt werden je nach Meßort unterschiedliche Geschwindigkeiten gemessen. Bei dem parabolischen Profil ist an den Wandungen die Geschwindigkeit nahezu null und im Zentrum maximal. Das Profil kann sich im Verlauf des Herzzyklus ändern.

Graustufen („gray scale")
Unterschiedliche Amplituden der Echos werden als Helligkeitsunterschiede auf einem Videoschirm wiedergegeben. Der Gesamtbereich zwischen schwarz und weiß wird in Graustufen, z. B. 16 oder 64, eingeteilt. Verschiedene Transferfunktionen bei der Übertragung in Graustufen erlauben eine lineare, nichtlineare oder logarithmische Behandlung der Amplituden.

Hardcopy
Eine Dokumentation auf Papier oder Filmmaterial, im Gegensatz zur Schirmbilddarstellung oder Videobanddokumentation.

Helligkeit
(„brigthness")
Das Hauptkriterium der visuellen Wahrnehmung. Die Helligkeit gibt an, ob eine Fläche mehr (heller) oder weniger (dunkler) dicht emittiert.

Impedanz
ist gleichbedeutend mit Wellenwiderstand (Produkt aus Dichte und Schallgeschwindigkeit): Ultraschallreflexion tritt an Schichten unterschiedlicher Impedanz auf.

Intensität
(„intensity")
Die Schalleistung, die pro Einheitsfläche senkrecht zur Ausbreitungsrichtung ausgesandt wird;
Definition einiger Größen nach AIUM:
I_{SATA} (mW/cm^2), räumlicher und zeitlicher Mittelwert;
I_{SPTP} (W/cm^2), räumlicher Spitzen- und über die Pulsdauer gemittelter Wert.
I_{SPTA} (mW/cm^2), räumlicher Spitzen- und zeitlicher Mittelwert.
Bei einem I_{SPTA}-Wert bis 100 mW/cm^2 ist eine Patientengefährdung ausgeschlossen.

Jet
Ein sehr begrenzter Bereich mit extrem hoher Geschwindigkeit.

Laminarer Fluß
(„laminar flow")
Das Strömungsbild besteht aus verschiedenen Linien. Diese gleiten aneinander und beeinflussen sich gegenseitig. Daher ist die Geschwindigkeit an der Wandung null und im Zentrum maximal (s. unter *Geschwindigkeits*-profil).

Laterale Auflösung
(„lateral resolution")
Der minimale Abstand zweier Reflektoren senkrecht zum Schallstrahl, bei dem

diese Reflektoren gerade noch getrennt auf dem Schirm dargestellt werden (s. auch unter *Fokusbereich*).

Longitudinale Auflösung
Minimaler Abstand zweier Reflektoren entlang des Schallweges bei separater Darstellung auf dem Sichtgerät; auch als Tiefenauflösung oder als axiale Auflösung bezeichnet.

M-Mode
(„motion mode",
„time motion mode",
„TM-Mode")
Eine Darstellungsart, bei der die Tiefe auf der vertikalen und die Zeit auf der horizontalen Achse dargestellt werden. Die Echoamplitude wird durch Grauwerte wiedergegeben. Auch als eindimensionale Echokardiographie bezeichnet, im Gegensatz zur zweidimensionalen (Schnittbild) Echokardiographie. In der vaskulären Applikation spielt der M-Mode keine Rolle.

Maximale Geschwindigkeit
(„maximum velocity")
Die zu jeder festen Zeit aus dem Spektrum ermittelte maximale Geschwindigkeit.

Meßvolumen, Fenster
(„sample volume",
„sample gate")
Der auf dem Bildschirm markierte Bereich, in dem eine Dopplerverschiebung gemessen wird. Die axiale und laterale Dimension (Größe und Form des Meßvolumens) werden von der Zeitdauer des Pulses und der Geometrie der Schallkeule bestimmt. Ein variables Meßvolumen wird durch Änderung der Meßzeit und/ oder Zahl der Schwingungen pro Sendeimpuls erreicht. Eine Erhöhung der Schwingungszahl verbessert die Empfindlichkeit und verschlechtert die axiale Auflösung. Bei elektronischen Systemen („phased array") kann immer auf das Meßvolumen fokussiert werden.

Mittlere Geschwindigkeit
(„mean velocity")
Der Mittelwert aller Geschwindigkeitsanteile im Spektrum zu jeder festen Zeit.

Mosaikmuster
(„mosaic pattern")
Farbduplexsysteme sollten bei turbulentem Blutfluß ein Mosaikmuster erzeugen, d. h. eine zufällige Verteilung von Farbpunkten mit unterschiedlichen Farben. Ein Mosaikmuster läßt auf verschiedene Geschwindigkeiten in unterschiedliche Richtungen schließen.

Multigate Doppler
Es können mehrere Meßvolumen entlang des Schallstrahls plaziert und unabhängig voneinander „abgefragt" werden. Somit läßt sich ein Geschwindigkeitsprofil (*s. dort*) erstellen.

Nahfeld
(„near field", Fresnell-Zone)
Der Bereich des Schallstrahlungsfeldes vom Schallkopf bis zum Fokus.

Nebenkeule
(„side lobes")
Nahe bei oder weiter entfernt von dem Hauptmaximum der Schallkeule entstehen Nebenmaxima, d.h. Nebenkeulen. Diese beeinflussen die laterale Auflösung wesentlich. Bei sorgfältiger Einstellung des Gerätes sollten die Nebenkeulen keine Rolle spielen.

Nyquist Theorem
s. unter *Abtasttheorem*.

**Phased array,
Phased-array-Schallkopf**
Eine Reihe von Kristallelementen, die einzeln angesteuert werden können. Die zeitliche Verzögerung bei dieser Anregung ermöglicht die Aussendung des Schallstrahls in verschiedene Richtungen, z. B. zum Aufbau eines sektorförmigen Bildes (Sektor-Scan). Eine gleichzeitige elektronische Fokussierung verbes-

sert die Auflösung beim Senden und Empfangen (s. unter *Dynamische Fokussierung*).

Piezoelektrischer Effekt
Bei einigen Materialien (z.B. Quarz, Barium, Titanat) wird über diesen Effekt mechanische Energie in elektrische umgewandelt (oder umgekehrt). Ersteres ist der „Empfangsmode", letzteres der „Sendemode" eines Ultraschallkopfes.

Puls („puls train")
Ein Puls kann eine oder mehrere Einzelschwingungen umfassen (unterschiedliche Pulsdauer). Die beste axiale Auflösung (2-D-, M-Mode) wird mit nur einer Schwingung erreicht (geringste Pulsdauer). Beim PW-Doppler kann mit größerem Meßvolumen die Zahl der Einzelschwingungen auf 4-8 ansteigen. Die transportierte Energie wird dann größer und somit die Empfindlichkeit erhöht. Ähnliches gilt auch für die Farbduplexsonographie. Man kann sich hier vorstellen, daß eine „Farbdopplerlinie" aus einigen 100 Meßvolumina besteht, in denen über die Autokorrelation die mittlere Geschwindigkeit abgeschätzt wird. Die maximal mögliche PRF (s. unter *Pulsfolgefrequenz*) wird somit durch das „tiefste Meßvolumen" (eingestellte maximale Tiefe) bestimmt.

Pulsdauer („pulse duration")
Das Zeitintervall, ab dem der Absolutwert des Schalldruckes 32% (-10dB) des Maximalwertes übersteigt, bis zu dem letzten Zeitpunkt, an dem der Schalldruck diesen Wert wieder unterschreitet. Auch Pulslänge genannt.

Puls(folge)frequenz
(„Pulse Repetition Frequency", PRF)
Die wichtigste Größe bei der gepulsten Dopplermethode (s. unter *Abtast*-theorem). Eine maximale PRF ist theoretisch für jede beliebige Tiefe des Meßvolumens durch die Schallgeschwindigkeit vorgegeben. Über das Abtasttheorem wird dann die maximal meßbare Dopplerfrequenz - proportional zur Geschwindigkeit - eine Funktion der Tiefe. Moderne Systeme berechnen die PRF für jede eingestellte Tiefe.

Pulszahl („packet size")
Die Anzahl der Pulse, die zur Abschätzung der mittleren Geschwindigkeit einer kompletten Linie gesendet wird. Auch Anzahl der „Farblinien" bzw. „Farbdopplerlinien" genannt. Je größer die Pulszahl, um so exakter wird die Geschwindigkeit dargestellt, aber auf Kosten von (Farb-)Bildfrequenz, Linienzahl oder Sektorwinkel. Die Pulszahl ist meist nur indirekt variierbar, z. B. über Sektorwinkel, Filter usw.

Real-time-Ultraschall
Das Schnittbild wird mit einer Bildrate im Speicher des Gerätes erzeugt. Diese Realtime Bildrate muß so groß sein, daß die Bewegung von bildlich darzustellenden Strukturen „natürlich" wiedergegeben wird.

Reflexion s. unter *Echo*.

RGB („red, green, blue")
Drei unterschiedliche Elektronenstrahlen erzeugen durch die additive Farbmischung aus Rot, Grün und Blau alle Farben.

Schallabschwächung
(s. unter *Dämpfung*).

Schallenergie („acoustic energy")
Mechanische Energie, die durch eine Schallwelle transportiert wird (Einheit: Joule = Watt/s).

Schallkopf („transducer")
Bei einem Ultraschallgerät wandelt der Schallkopf über das piezoelektrische Kristallmaterial elektrische in mechanische Energie um (und umgekehrt). Er fungiert abwechselnd als Sender oder Empfänger.

Schalleistung ("acoustic power")
Die Schallenergie, die pro Zeit von einer Welle transportiert wird (Einheit: Joule/s = Watt).

Schallschatten ("acoustic shadow")
Der Bereich stark eingeschränkter Amplitude hinter einem Abschwächungsobjekt, z. B. Kalkeinlagerung in Plaques.

Schallstrahl ("beam")
Das vom Schallkopf erzeugte Schall(strahlungs-)feld. Die Achse des Schallstrahles wird bei vorgegebener Richtung durch die Punkte des maximalen Schalldrucks bestimmt. Je nach Abstand vom Schallkopf sind die Querschnittsflächen senkrecht zur Achse verschieden groß und im Fokus minimal. Ein Maß für die Größe dieser Fläche - auch Strahlbreite - ist die laterale Auflösung. Bei kreisförmigen Schallköpfen, z. B. bei mechanischen, ist das Strahlungsfeld symmetrisch zur Achse, bei rechteckigen Schallköpfen, z. B. „phased array", ist auch die Querschnittsfläche rechteckig. Daher gibt es hier auch 2 Werte für die Auflösung: in der Schnittbildebene die *laterale* Auflösung und senkrecht dazu die *azimutale Auflösung* (engl. häufig „elevation"). Bei einem Phased-array-System ist die laterale Auflösung elektronisch veränderbar, die azimutale liegt eindeutig fest.

Sektor-Scanner
Das Schnittbild hat die Form eines Kreissektors mit einem Sektorwinkel von z.B. 90°. Der Mittelpunkt des Kreises liegt hinter oder an der Schallkopfoberfläche. Eine Darstellung in diesem Sektor ist normalerweise nicht verzerrt.

Spektrum
Zu einem bestimmten festen Zeitpunkt haben die vielen roten Blutkörperchen im Meßvolumen viele verschiedene einzelne Geschwindigkeiten, hier also verschiedene Dopplerfrequenzen. Die Häufigkeit, mit der diese einzelnen Geschwindigkeiten bzw. Frequenzen auftreten, ist aus der Amplitude ersichtlich. Frequenzen und Geschwindigkeiten sind direkt proportional und werden zu verschiedenen Zeiten (Herzzyklus!) auf ihre Verteilung untersucht. In der Darstellung auf dem Sichtgerät sind somit 3 Größen enthalten:
1. Zeit: waagerechte Achse,
2. Frequenz/Geschwindigkeit: senkrechte Achse,
3. Intensität/Grauwerte: Amplitude/Häufigkeit der einzelnen Geschwindigkeiten.
Möchte man aus diesem Spektrum zu jeder Zeit einen speziellen Geschwindigkeitswert bzw. Frequenzwert erhalten, so wird z.B. die Kurve der maximalen Geschwindigkeit dargestellt. Das mathematische Verfahren, mit dem diese Umwandlungen und Berechnungen erfolgen, ist die Fourier-Analyse, FFT (*s. dort*).

Störungsfilter
(„clutter reject filter")
Ähnlich einem Wandbewegungsfilter beim PW- bzw. CW-Doppler. Wandpulsationen sollen beim 2-D- bzw. Farbdoppler nicht farbig erscheinen. Die Informationen der ersten 1-2 „Farblinien" werden zur automatischen Einstellung des Filters verwendet. Niedrigere Geschwindigkeiten werden dabei evtl. herausgefiltert.

Streuung („scattering")
Eine diffuse Verteilung der Ultraschallenergie beim Auftreffen auf ein „Hindernis". Im Gegensatz zur Reflexion: gerichtete Aussendung. Eine Streuung findet dann statt, wenn das „Hindernis" eine Rauheit von der Größe der Wellenlänge oder darunter hat. Echos im Schnittbild sind meistenteils durch Streuung erzeugt worden. Bei der Dopplermethode sind die roten Blutkörperchen die sog. Streuzentren. Plasma trägt nicht zur Streuung bei. Die Größe der Streuung ist proportional zu f_o^4, die Abschwächung im Gewebe

nimmt mit der Tiefe und der Frequenz f_o zu. Theoretisch läßt sich somit für jede Tiefe eine optimale Anregungsfrequenz für die Dopplermethode ermitteln, z. B.: 15 cm Tiefe (Dopplerechokardiographie): $f_o \approx 2$ MHz; z. B. 5 cm Tiefe (Gefäßdoppler): $F_o \approx 6$ MHz.

Time Gain Compensation (TSC)
s. unter *Abschwächungskompensation*.

Ultraschall
(„ultrasound")
Frequenzen oberhalb des menschlichen Hörbereichs (ca. 20-20000 Hz) nennt man Ultraschall. In der Medizin liegt der benutzte Frequenzbereich zwischen 1 MHz und 10 MHz, für spezielle Applikationen auch noch höher.

Vielfachreflexion
(„reverberation")
Mehrfache Reflexion in einem geschlossenen System. Dieses Phänomen erzeugt Artefakte im Bild, die durch Bewegung des Schallkopfes relativ zum Objekt aufgedeckt werden können.

Wandfilter
(„wall-motion-filter")
Ein Hochpaßfilter, welches die Dopplerverschiebung, die durch die Wandbewegung z. B. eines Gefäßes erzeugt wird, von dem eigentlichen Signal trennt. Hierdurch wird eine minimal meßbare Geschwindigkeit vorgegeben. Ein 300-Hz-Filter ergibt bei Fo=2,5 MHz eine minimale meßbare Strömungsgeschwindigkeit von 10 cm/s.

Wellenwiderstand
Produkte aus Dichte- und Schallgeschwindigkeit. Eine Änderung der akustischen Impedanz an einer Grenzfläche führt zu einer Reflexion von Schallenergie („acoustic impedance mismatch").

Winkel
Der Einfallswinkel einer Schallwelle ist der Winkel zwischen der Gefäßachse und dem Ultraschallstrahl.

Sachverzeichnis

Ablösungszone 2, 24, 33
Acetylsalicylsäure 116, 117
Agenesien 4
Alias-(aliasing)-Effekt / -Phänomen 14, 24, 28, 42, 56, 70, 92, 94, 98, 105
Amplitute 12
Aneurysma 72, 78, 82, 93, 109
Angiographie 118
– Risiko 118
Angiom, arteriovenöses 68
Angioplastie 58, 116
– perkutane transluminale (PTA) 58
Anlagevariation 4
Anlotung 10
Anlotungswinkel 9, 24
Antikoagulanzien 117
Antikoagulation 117
Aorta ascendens 1
Aortenbogen 1
Apertur 27
Arcus aortae 1
Artefakte 104, 105
Arterien / Arteriae
– A. basilaris 2, 83, 85, 110
– – Stenose 117
– – Verschluß 117
– A. brachialis 57
– A. carotis communis 2, 31, 32
– A. carotis externa 2, 31-33
– A. carotis interna 2, 31, 33, 63
– – Stenose s. Karotisstenose
– A. cerebelli inferior posterior 83, 85
– A. cerebelli superior 5
– A. cerebri anterior 4, 63 ff.
– – A_1-Abschnitt 4
– A. cerebri media 4, 63 ff., 106
– – Stenose 67, 70, 107
– – Verschluß 71, 107
– A. cerebri posterior (ACP) 4, 64
– – P_1-Abschnitt 5, 66, 67
– – P_2-Abschnitt 66
– A. communicans anterior 3
– A. communicans posterior 3, 70
– A. facialis 34
– A. ophthalmica 34, 35
– A. subclavia 1, 51, 57, 103, 104
– A. supratrochlearis 34
– A. temporalis 34
– A. thyreoidea superior 2, 32, 33, 43
– A. vertebralis 2, 31, 53, 83, 94
– – Abgangsstenose 53
– – Dissektion 53
– – Hypoplasie 53
– – Kollateration 54
– – Verschluß 54, 55
Arteriopathie, dilatative 47
arteriovenöse
– Fisteln 48, 92, 110
– Malformation 108
– Mißbildung 72
arteriovenöses Angiom 68
Atlasschlinge 2, 3, 51, 52, 94, 96, 110
– Hypoplasie 52
Attacken, transistorisch-ischämische 116
Auflösung
– axiale 27, 29
– azimutale 27
– laterale 27, 30
Auflösungsvermögen 40, 97, 109
Ausbreitungsgeschwindigkeit 12
Ausgangsfrequenz 9
Auslöschphänomen 40, 42
Autokorrelation mit Phasenanalyse 21
AV-Malformation 72

B-Bild („brightness mode") 18 ff., 26
B-Mode (Echoimpulsdarstellung) 28
Basilarisstenosen 117
Basilarisverschluß 56, 96
Befunddokumentation 96
Beschallungswinkel 10, 17 ff., 27, 97
Bewegungsartefarkte 97, 105
Bifurkation 2, 32
Bildaufbau 22
Bilddokumentation 67
Bildwiederholfrequenz / -rate
   („frame rate") 21, 22, 25, 97
Binnenecho 41
Blindsackphänomen 44, 46, 69
„brightness mode" (s. auch B-Bild) 18 ff.
Bulbus 33
Bypaßoperation 117

Cella media 62
Circulus arteriosus cerebri (Willisii) 3, 4
Cisterna ambiens 63, 73
„clutter reject filter"
   (untere Grenzfrequenz) 22
Clutterfilter 23
„color flow mapping" 20
„color gain" 27
„confetti sign" 100

Sachverzeichnis

Continuous-wave-Doppler (s. CW-Doppler)
CW-(Continuous-wave)-Doppler 10, 11

Diaphanoskopie 62
dilatative Arteriopathie 47
Dissektion 43
Dokumentation 67, 96
Doppler-Frequenz-Dichte-Spektrum 131
Doppler-Frequenz-Zeit-Spektrum 16, 35, 42, 43, 99, 131
Dopplerminimalgeschwindigkeit 23
Dopplermonitoring 8
Dopplerprinzip 9, 27
Dopplershift 9, 24
Dopplersignal 131
Dopplersonographie 9 ff.
– transkranielle 67, 72
Dopplerstrompulskurve 58
Dopplerströmungskurve 16, 131
Dopplerverfahren 26
Dopplerverschiebung, intensitätsgewichtete mittlere 21
Dopplerwinkel 14
Druckpuls 16
Duplexsonographie 19 ff.
Durafistel 90

Echo-/ Ultraschall-Kontrastmittel 77, 85, 111
Echodichte 134
Echoimpulsdarstellung (B-Mode) 28
Echoimpulsprinzip 18, 27, 30
Echoimpulsverfahren 26
Echoreflexionsmuster 28
Echoverteilungsmuster 134
ECST-(European Carotid Surgery Trialist Collaborative Group)-Studie 113, 118
Eindringtiefe 14, 15
Emissionsfrequenz 14
Empfangsimpuls 28
Empfangskristall 10
Endarteriektomie (s. auch Karotis-arteriektomie) 113, 114
Energie 25
Entschleunigung, systolische 133
Ependymome 74

Farbartefakte 22
Farbauflösung 103
Farbauslöschung 10, 101
Farbduplexartefakte 105
Farbduplexsonographie 20
– transkranielle 61 ff.
Farbpixel 25, 103
Farbraster / -skala / -sektor 20, 21, 97
Fernfeld 30
FFT (Fast-Fourier-Transformation) 15, 16
fibrinolytische Therapie 117

Filtereinstellung 23
Fissura Sylvii 4
Fistel
– arteriovenöse 48, 92, 110
– Durafistel 90
Flächenreduktion 35
Flächenstenose 35
Flußvektor 26
Fokusierung 29
Foramen /Formania
– magnum 2, 61, 84
– occipitale 83
– transversa / – transversarium 2, 50
Fourier-Transformation (s. auch FFT) 15
„frame rate" (Bildwiederholungsfrequenz) 21, 22
„frame rate-Artefakte" 22, 97, 105
„frequency domain processing" 21, 27
Frequenz-Dichte-Spektrum 17

„gain" 27
Gefäßachse 27, 99
Gefäßkaliber 103
Gefäßlumen 111, 118
Gefäßpulsation 23, 133
Gefäßquerschnitt 7, 102
Gefäßwand 118
„ghosting" 23
Glioblastome 76
Gliome 74
Globalverstärkung 27
Glomustumoren 89, 90
Graustufen 18
Grenzfrequenz 97, 99
– niedrigste Geschwindigkeiten (s. low-flow-setting)
– obere 22, 24, 42, 50
– untere („clutter reject filter") 22
Grenzzone 25
Grenzzonenreflex 26, 134

Hagen-Poiseuille-Gesetz 7
Halswirbel 2
Hämatom 80
– intrazerebrales 72, 77 ff.
Hämodynamik 106
Hämorrhagie 39, 72, 77 ff.
Herzzyklus 40
Hintergrundbewegung 22
Hirndruck 108
Hirnembolien 38, 68, 113
– arterioarterielle 38, 113
Hirninfarkt 71
– Risiko 114
Hirnödem 106
Hirnstamm 62
Hirntod 22

Sachverzeichnis

– Diagnostik 73
Hirntumoren 74
Hirnvenen 111
Hochpaßfilter 23, 107
Hydrozephalus 79 ff.
– Verschlußhydrozephalus 77, 79, 108
Hyperperfusion 107
Hyperthyreose 43
Hypoplasie 4, 55

Impedanz 15, 18
Impedanzsprungbild 41
Impedanzunterschiede 41
Intensität 16
Interhemispherenspalt 63
Interpolation 103
intrakranielle Stenosen 106
intrazerebrale Tumoren 73
intrazerebrales Hämatom 72, 77 ff.

Karotisarteriektomie 113, 114, 118
– Endarteriektomiepräparat 118
– Komplikationen 113
– Morbidität 114
– Mortalität 114
– Operationsrisiko 114
– Risikofaktoren 114
Karotisbifurkation 31, 33, 104
Karotisbulbus 2, 32, 101
Karotisdissektionen 46
Karotiskreislauf 31 ff., 87
Karotisstenose 34, 35, 42, 66, 87, 96, 111, 113, 114
– asymptomatische 114
– kombinierte 114
– Komplikationsrate 114
– Spontanverlauf 114
Karotisstrohmbahngebiet 3
Karotisverschluß 34, 43, 66, 115
Kavitationen, mechanische 28
Keilbeinflügel 4, 63
Kippwinkel 104
Klassifikationsschema 37
Knickstenose 88
Knochenfenster 61, 110
Kollaterale 55
Kollateralisation 1, 110
Kollateralsystem 3
Kontaktgel 10
Kontinuitätsgesetz 8
Kontrastmitteldiagnostik 116
– Echo-/ Ultraschall-Kontrastmittel 77, 85, 111
Kraterbildung 38
Kreislauf, vertebrobasilärer 83, 93 ff.
Kreislaufstillstand, zerebraler 72
Kreuzkorrelationsfunktion 28

laminäre Strömung 7
Längspulsationen 43
Laufzeiten 12
„linear array" 29
Linearsonden 104
Lipidablagerungen 39
Liquorpulsationen 73
Lobärhämatom 80
„low flow setting" 23-25, 27, 54
Lumen, falsches 47
Lymphknotenmetastase 90

M_1-Abschnitt 63
Magnetresonanztomographie 93, 100
Malformation, arteriovenöse 108
Maximalgeschwindigkeit 24
Mediahauptstamm 4
– Stenosen 67
Mediastenosen 117
Mediaverschlüsse 106
Mehrkanalpulsdopplersystem 97
Meningeome 74
Meningeosis carcinomatosa 108
Meßfehler 18
Meßvolumen 13, 19, 106, 133
Mißbildung, arteriovenöse 72
Mittelhirnzisternen 80
Monitoring, Dopplermonitoring 8
„Multi-gate-Doppler" 20

Nahfeld 30
NASCET-Studie 40, 113, 118
Neutropenien 116
Newtonsche Flüssigkeiten 7
Nullfluß 34
Nyquist-Limit / -Theorem 13, 14, 23, 24

Oberarmkompression 57
Ohmsches Gesetz 7
Ophthalmikolaterale 34
Orbitatrichter 62
Orbitomeallinie 63

„packet size" 21, 25
Parenchymdarstellung 109
Pendelfluß 22, 45, 76, 133
Pedunculi cerebri 66
Periode 12
„phased array" 29
Phasenanalyse, Autokorrelation 21
Phasenwinkel 21
piezoelektrische Kristalle 29
Plaque 38 ff., 113
– Beschreibung 41
– Binnenecho 41
– Einblutung 38
– Hämorrhagie 39

– heterogene 39
– inhomogene 39
– Klassifizierung 115
– Morphologie 38 ff.
– Oberfläche 101, 111
– Reproduzierbarkeit 41
– Typ 38
– Ulzeration 39, 40
Präokklusionssignal 96
Prävention 113 ff.
PRF (Pulsrepetionsfrequenz) 12
Primärprophylaxe 116
Progredienz 92, 106
Protuberantia occipitalis 83
Pseudookklusionen 98
PTA (perkutane transluminale Angioplastie) 58
Pulsatilität 132
Pulsatilitätsindex 132
Pulsationsartefakte 22, 105
Pulsdauer 12, 25, 27, 29
– maximale 25
Pulse-wave-Doppler (s. PW-Doppler)
Pulskurvenform 16
Pulslänge 29
Pulspaket 13
Pulsrepetitionsfrequenz (PRF) 12, 36
Pulswiederholungsrate 25
PW-(Puls-wave)-Doppler 11, 12

Quantifizierung 10, 118
Quantifizierungsverfahren 37
Querpulsationen 43
Querschnittdarstellung 32
Querschnittsfläche 35, 36
Querschnittsmessungen 36, 100
Querschnittsreduktion 35

Rauschsignalabstand 15
Reflexionsartefakte 97, 103-105
Reinsultrisiko 116
Rekanalisation 96, 107
Repetitionsfrequenz 29
Resistenzindex 132
Restlumen 35, 36, 43, 92, 99, 102
Restperfusion 90
Reynolds-Zahl 8
Rezirkulationszone 32

Scan-Linie 20, 25
Schallachse 18, 103
Schallenergie, thermische 28
Schallfenster 133
Schallkeule 11
Schallkopf 29
Schallkopfgeometrie 98, 99
Schallpenetration 73
Schallquelle 9

Schallreflektoren 10
Schallschatten 19, 50, 97, 100
Schallstrahl 11, 99
Schallwandler 12
Schallwiderstand 15
Schallwinkel 98
Schichtebenenprobleme 97
Schilddrüse 2
Schlaganfall 68, 106
Schlaganfallrisiko 38, 41
Schlingenbildung 88
Schnittbildartefarkte 89
Schnittbildsektor 19
Seitenventrikel 62
Sektorsonden 24
Sekundärprävention 116
Sendefrequenz 10
Sendekristall 10
Sensitivität 92, 107
Separationszone 33, 101, 104
Sicherheit 28
„signal-magnitude discrimination" 22
Signalintensität 133
Sinus sagittalis inferior 111
Sonden 29 ff.
Spasmus 79, 82
Spiegelartefakt 104
Stammganglienhämatom 72, 106
Steal-Effekt 133
Stenosegrad 36, 92, 106, 114, 118
Stenosen 35 ff., 104
– intrakranielle 106
– Klassifikation 35, 102
– subtotale 43, 99, 100
Stiftsonde 34
Streuung 97
Streuungsprobleme 110
Strömung, laminäre 7
Strömungsbeschleunigung /
   -geschwindigkeit 10, 107, 108
– hohe 28
– minimal meßbare 23
– niedrige 28
Strömungsleiter 26
Strömungsprofil 15
Strömungsstörungen 24
Strömungswiderstand 7
Strömungswirbel 38
Struma 48
Subarachnoidalblutung 78, 90
Subclaviaabgangsstenosen 116
Subclavian-steal-Phänomen 57, 110, 117
Subclaviastenose 58
systolisches Fenster 131

Takayasu-Syndrom 55, 59
Tentoriumrand 5

Sachverzeichnis

Terminologie 131
Thaalmus 62
Thalamushämatom 78
Therapie 113 ff.
Thrombozytenfunktionshemmer 116
Thrombus 40
– Thrombusbildung 39
Ticlopidin 116
Tiefenausgleichsverstärkung
  („time gain compensation") 27
„time domain processing" 27, 28
„time gain compensation"
  (s. Tiefenausgleichsverstärkung) 27
Tonfrequenz 9
Torschaltung 12
transistorisch-ischämische Attacken 116
transkranielle
– Dopplersonographie 67, 72
– Farbduplexsonographie 61 ff.
Truncus
– Truncus brachiocephalicus 1, 33, 56
– Truncus costocervicalis 3
– Truncus thyreocervicalis 1, 3, 50, 51
Tumoren 47
– intrazerebrale 73
Tumorgefäße 48
Turbulenzen 132

Ultraschallfrequenz 25
Ultraschallwiderstand 15
Untersuchungstechnik 31 ff.

Varianzanalyse 21
Varianzdarstellung 24
Vasospasmus 79

Venen / Venae 25
– V. basalis 64, 66
– V. cerebri magna 66
– V. jugularis 48
– – Klappen 48
– V. vertebralis 49
Venenklappen 47, 48
Ventrikeleinbruch 77-79
Ventrikelüberlaufdrainage 108
Ventrikelweite 80, 82
Verschluß 100, 102, 104
Verschlußhydrozephalus 77, 79, 108
Verschlußsignal 43, 55, 56
Vertebralarterie 2, 31, 83
Vertebralisabgangsstenose 87, 94, 116
Vertebraliskreislauf 49 ff.
– interforaminärer Abschnitt 49
Vertebralisursprung 2, 50, 94
Vertebralisverschluß 95
vertebrobasilärer Kreislauf 83, 93 ff.
vertebrobasiläres System 110
Viskosität 7
Volumenfluß 7, 8
Vorhersagewert 92

Wandfilter 2224
Wandstrukturen 26
Wandvibrationen 36, 100
Windkessel 16
Winkelkorrektur 18, 104

zerebraler Kreislaufstillstand 72
Zirkulationsstillstand 22
Zisternen 111
Zuverlässigkeit 93

Springer-Verlag und Umwelt

Als internationaler wissenschaftlicher Verlag sind wir uns unserer besonderen Verpflichtung der Umwelt gegenüber bewußt und beziehen umweltorientierte Grundsätze in Unternehmensentscheidungen mit ein.

Von unseren Geschäftspartnern (Druckereien, Papierfabriken, Verpackungsherstellern usw.) verlangen wir, daß sie sowohl beim Herstellungsprozeß selbst als auch beim Einsatz der zur Verwendung kommenden Materialien ökologische Gesichtspunkte berücksichtigen.

Das für dieses Buch verwendete Papier ist aus chlorfrei bzw. chlorarm hergestelltem Zellstoff gefertigt und im pH-Wert neutral.

MIX
Papier aus verantwortungsvollen Quellen
Paper from responsible sources
FSC® C105338

If you have any concerns about our products,
you can contact us on
ProductSafety@springernature.com

In case Publisher is established outside the EU,
the EU authorized representative is:
Springer Nature Customer Service Center GmbH
Europaplatz 3, 69115 Heidelberg, Germany

Printed by Libri Plureos GmbH
in Hamburg, Germany